KB206625

보이지 않는 곳을 보는, 화가

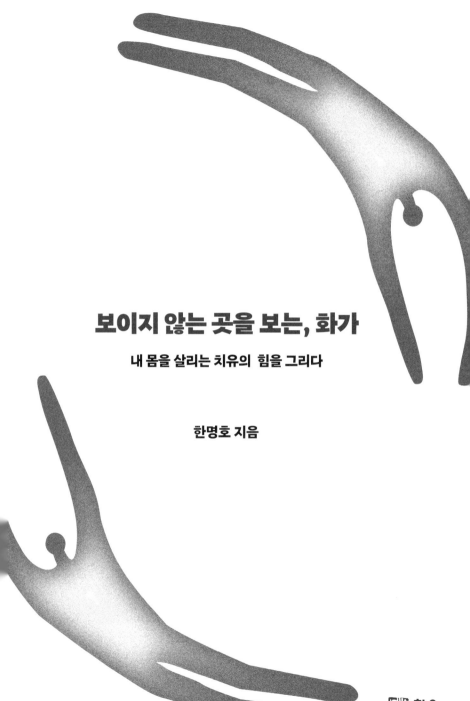

보이지 않는 곳을 보는, 화가

내 몸을 살리는 치유의 힘을 그리다

한명호 지음

한오

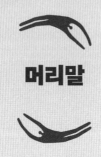

머리말

나는 화가였다.

그리고 지금도 나는 살아있는 화가이다. 나는 화가로서의 삶에 만족하지 못하고, 그저 살아갈 수밖에 없는 평범한 삶에도 만족하지 못했다.

나는 나의 그림과 삶을 예술로 승화시키고자 하는 열망자체였다. 내가 그리는 것은 정보에 의해 조합된 조형이 아니라, 내 안에 있는 것과 내가 동의하고 감동받았던 가치가 담겨있는 것이어야 했다.

나는 순진하다. 칭찬과 사랑에 목말라 소시오패스들에게 영혼까지 갉아 먹힌다. 그림의 시작은 순수한 부끄러움이고, 세상의 적들로부터 나를 숨기는 벙커이다. 내 삶의 방식은 무모함이다. 지성의 결핍과 본능의 과잉이다.

이 모든 것의 결과는 악성의 말기 질병들로 나타났다.

과잉행동의 아동기를 지나고 방종의 청년기, 연민의 중년기를 지나는 내내 나를 따르는 것은 난치성 질병들이다.

다행히도 나의 과잉과 무모함은 하늘이 준 기회에 용기로 변화했고, 이 무모함은 아내의 어깨너머로 배운 음양오행의 상생과 상극의 변화와 황제내경 속의 비결을 깨달을 지혜가 되기도 했고, 고적대 능선의 절벽에서 벽송선인을 기다리던 끈기가 되기도 했다.

  질병에서 벗어나는 비결이란 병명과 증상에 집착하지 않고 좋아질 때를 기다리며 유익한 방법을 찾는 것이고, 서둘러서 망치지 않고 늦어서 후회하지 않도록 스스로 알 수 있는 기준을 찾아내는 것이다.

  기둥이 기울어진 집은 시간이 지나면서 점점 더 기우는 것이 자연의 이치이다. 질병도 마찬가지로 당연히 균형이 깨져서 생기는 변화인 것을 알아야 하는데, 보이는 것의 허세와 위명에 눌리고 안 보이는 것을 없는 것으로 보는 과학적 검증을 최선으로 여기는 학문 때문에 바로 세울 수 있고, 고칠 수 있는 기술이 사라져가는 것에 대한 아쉬움을 담아서 책을 내 본다. 그동안 내 몸 건강을 다스리고 지키기 위해 연구하고 직접 경험한 것을 바탕으로 쓴 것임을 밝혀둔다.

고통과 공포와 싸우기보다는 기울어진 것을 바로잡고 기다리는 지혜를 깨닫도록 지근에서 용기를 주는 민원기, 이윤경, 최준규와 아내 강성희 그리고 내가 예수 곁에 머물게 인도한 송기정, 박상철 장로 부부에게 감사한다.

그리고 원고 정리에 도움을 준 정세윤 교수와 황부현 대표에게 감사드린다.

2024년 10월

한명호

차례

1부
——

우리 몸과
기(氣)에 대한 기본 이해

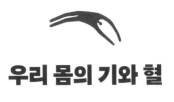

우리 몸의 기와 혈

　우리 몸은 기와 혈로 이루어져 있다고 볼 수 있다. 기는 눈에 보이지 않는 모든 에너지를 말하는 것이고, 혈은 눈으로 확인할 수 있는 에너지들을 총칭한다고 볼 수 있다. 물론 단 한 번에 이해되진 않겠지만, 이 책을 읽으면서 조금씩 이해하게 될 거라고 생각한다. 사람은 음양(陰陽)이라는 두 개의 기운과 기혈(氣穴)이라는 두 개의 기질을 갖고 있다. 이 책은 기와 혈을 중심으로 이야기할 것이다.

　우리가 흔히 '애쓴다'는 표현을 많이 쓰는데 이 말은 '기를 쓴다'는 표현과 같다. 쑥이라는 뜻의 한자 艾(애)는 우리 신체기관 중 '담'을 가리키는데 좀 더 결벽하고 섬세하려는 마음과 같고, 감정을 표현하는 것이다. 아니면 바짝 약이 올라서 지지 않으려는 마음일 수도 있다.

사람이 힘을 많이 쓰면 음식으로 채워질 수 있지만, 기를 많이 쓰면 그렇지 않을 때가 있다. 병원에서는 모든 신체기능이 정상이라고 하는데 시름시름 아픈 사람이 있다면 기가 모자란 것이다. 담이 병들면 옆구리가 아프다. 체질에 맞는 과일이나 채소로 식초를 만들어 먹으면 좋다. 새콤하거나 고소한 음식은 가벼운 증상을 해결하는 데 도움이 된다.

| 기가 강한 사람과 혈이 강한 사람 |

사람에게 있어 기혈의 균형이란 안정 또는 조화를 이루는 상태, 균형이 잡힌 상태를 말한다. 부득불 기와 혈이 균형을 이루지 못하고 한쪽으로 치우쳐 있을 때 나타나는 사람들의 특성이 있다.

혈에 비해서 기가 많은 사람은 정신적으로 추구하는 것이 많고, 좀 더 이상적이고, 비현실적이다. 그래서 이상은 높고 추구하는 가치는 크나, 현실에서 얻어지는 결과가 적을 수 있다는 단점이 있다. 그렇지만 인생의 여정을 잘 설정하여 자기가 추구하는 가치에 만족하고 산다면 그다지 불행하다고 할 순 없다.

반대로 기에 비해서 혈이 많은 사람은 어떠한 특징을 갖고 있을까. 혈이 많은 사람은 이상주의적인 특성보다는 현실적인 대가를 추구하는 경향이 있을 것이다. 멀리 내다보기보단 현재에 있어서 자신에게 필요한 것을 찾아내는 적극성을 갖춘다.

그렇기에 현실에서 상당히 많은 결과를 얻을 수 있으나, 자칫하면 지나치게 현실적이어서 좀 더 이상적인 가치를 놓치는 삶을 살 수 있다. 그래서 인생 자체를 후회하게 되거나, 아니면 인생 자체가 전반적으로 지나치게 낮은 가치관에 몰입되어서 살아갈 수도 있다.

혈이 강한 사람이 자기의 성취에 만족하지 않고, 모자란 부분을 채우려고 노력한다면, 또는 그런 노력의 일환으로 세상의 현자들의 좋은 가치관을 자기 것으로 삼으려 한다면 상당히 좋은 성취를 얻을 수도 있다.

| 전략적 사람과 전술적 사람 |

전술이란 전쟁 또는 전투상황에 대처할 때의 기술과 방법을 말하고, 이보다 광범위하고 장기적인 전망을 갖추는 것을 전략이라고 한다. 사람은 그 기질에 따라 전략적 사람과 전술적 사람으로 나뉜다.

전략적 사람은 대체적으로 인간관계에서 좀 더 장기적이고 폭넓게 이해관계를 설정하여 쉽게 가깝거나, 반대로 쉽게 멀어지기보단 오랫동안 기다림의 자세를 갖춘다. 그 반면에 전술적 특성을 갖춘 사람들은, 자기의 직관이나 이해관계에 의해서 사람에게 빠르게 접근하여 친해지거나 또는 빠르게 헤어지는 방법을 선택한다. 전략적인 사람과 전술적인 사람의 형태는 극단적으로 드러나지 않으며, 양자를 모두 갖춘 사람도 있을 거라 생각한다.

전투상황에 사람의 모습을 대입한다면 이렇게 볼 수 있다. 전략과 전투의 개념이 골고루 갖춰진 사람은 기혈이 안정되었다, 기혈의 균형이 잡혀 있다고 볼 수 있다.

기혈을 바꿔서 말하면 혈기다. 그렇지만 여기서 혈기는

우리가 흔히 '혈기방장하다'고 할 때의 혈기와는 개념이 조금 다르다. 혈기가 많다는 개념을 자칫하면, 좀 더 근시안적이고 전술적인 상태라고 생각할 수 있는데, 여기서의 혈기는 정확하게 기혈을 말하는 것이다.

그렇다면 기혈이 왕성한 사람과 기혈이 약한 사람이 전투를 벌인다면 누가 이길 것인가. 당연히 기혈이 왕성한 사람이 이길 것이다.

기는 분명히 정신적이고, 눈에 보이지 않는 것이다. 반대로 혈은 육체의 힘이라고 이해할 수 있다. 개인에게 있어서 기와 혈이 안정된 상태가 가장 좋은 모습이지만, 실제로 전투나 극한상황일 때는 기 또는 혈이 왕성해야 승리할 수 있을 것이므로, 기혈이 균형 잡힌 것이 무조건 좋다고도 할 수 없다.

위와 같은 특별한 상황이 아니라면 기와 혈의 크기가 크면 좋고, 안정되면 좋다는 것은 틀림없는 사실이다. 기가 강하다는 것은 정신적인 면이 강하다는 것이고, 혈이 강하다는 것은 육체적인 면이 더 강하다고 이해할 수 있다.

전술적인 사람들이 예술가의 길을 간다면 누구보다 성

취가 빠를 것이다. 그러나 그들의 기질대로 인간관계를 맺는다면 지나치게 빨리 가까워지고 또 빨리 멀어진다. 너무 가까이도 말고 너무 멀리 두지도 않는 게 좋다(불가근불가원, 不可近不可遠)

전략적인 사람이 돈을 벌고자 한다면 사람을 사귀기보다 학문을 연마하고 장사꾼으로서가 아니라 사업가로서 성공해야 한다. 작은 걸 탐하다가 큰 걸 잃고(소탐대실, 小貪大失) 사람으로서 마땅히 지켜야 할 큰 도리에는 거리낄 것이 없다(대도무문, 大道無門).

| 기의 보충법, 고기 섭취와 숙면 |

아이들이 남보다 성장이 빠르고 몸집이 커진다는 것은 기보다 혈이 왕성해진다는 것이다. 그래서 혈이 왕성한 아이들은 기를 보충해 줘야 하는데, 기가 모자라는 아이들에게 도움이 될 수 있는 것이 맛있는 고기와 기를 북돋아 주는 칭찬이다. 그러나 기혈이 약해진 아이들 중에는 고기를 소화시키기 어려운 경우가 있는데 이때 칭찬을 통해 기분을 좋게 하면 효과적이다.

그리고 고기만큼이나 중요한 것은 충분한 잠이다. 부족한 기를 채우는 중요한 방법 중 하나가 바로 잠을 자는 것이다. 그러나 지나치게 잠을 많이 자면 몸이 게을러져서 비만이 될 수도 있으므로 조심해야 한다.

기가 왕성한 사람들 중 대부분은 그 기를 사용하기 위해서 잠을 자는 시간을 줄인다. 젊은 사람이 저녁잠을 이루지 못하고 헤매고 대부분의 노인들이 밤잠을 짧게 자는 이유가, 몸의 기운인 혈이 약하고 정신의 기운인 기가 세기 때문이다.

기와 혈의 균형을 잘 잡아줘야 아이들, 노인들 모두 건강하게 살 수 있다.

| 기혈의 다른 모습, 정신적인 음양 |

기 속에는 또 다른 기혈이 있고, 혈 속에도 또 다른 기혈이 있다. 이것은 음 속에 음양이 있고, 양 속에 음양이 있는 것과 마찬가지다. 사람의 머릿속도 당연히 음양으로 나눌 수 있다.

기 중에서 양기가 많은 사람의 머리 구조는 어떨까. 몇 가지 예를 들어보겠다.

첫 번째 예시로 술만 먹으면 과거를 이야기하는 사람이 있다. 예를 들면 군대 이야기처럼 자신이 좋았든지 싫었든지 간에 과거 이야기를 되풀이하는 것이다. 이런 사람이 사랑을 하고 있다면 짝사랑일 것이고, 그렇지 않다면 과거에 대한 지나친 집착을 하고 있을 것이다. 이들은 사랑받지 못하고 있고, 최소한 지금 현재는 서로 사랑하지는 못하고 있다.

술만 먹으면 과거를 이야기하는 사람은 인삼과 황기, 백출, 계피 등을 차로 마시면 도움이 된다.

두 번째 예시로 아주 현실적인 얘기만 하는 사람들이 있다. 다소 드라이하게 느껴질 정도로 현재 또는 이해 관계에 대한 이야기를 주로 한다. 만약에 이런 사람이 예술과 사랑, 낭만을 이야기한다면, 그런 감정들조차 슈퍼에서 물건을 사듯이 말할 것이다.

지극히 현실적인 사람에게는 특별한 약이 없다. 가슴을

따뜻하게 해야 한다.

세 번째 예시로 과거, 현재는 없고 미래만 말하는 사람이 있다. 광신도, 다단계를 따라다니는 영혼들이 대표적이다. 이런 사람은 자신뿐 아니라 주변 모두를 함께 구원받게 하고 싶어 한다. 현실이 보잘 것 없더라도 미래가 중요한 것이고, 현재 자신이 이 사회에서 인정받지 못하고 있다는 걸 받아들이지 못한다. 종교 집회에서 맨 앞자리, 다단계의 선임 자리가 이들에겐 승리의 보상이 된다. 그들은 다양하고 폭넓게 사랑하는 동시에 증오하고 있다.

과거, 현재를 외면하고 미래만 바라보는 사람들은 당귀와 천궁, 단삼을 차로 마시면 도움이 된다.

그럼 기 속의 음은 어떤 걸까. 우리가 현실에서 정리할 수 없는 모든 것들이며, 마치 꿈과 같다. 양의 세계와 비교하자면 음은 훨씬 비유적인데, 주로 꿈이나 전생, 데자뷔 같은 것들이다.

우리는 음의 세계를 이해하는 사람을 도인(道人)이라 부르고, 양의 세계를 이해하는 자를 현인(賢人)이라고 부른다. 두 가지를 다 깨닫고 있다면 성인(聖人)이다. 물론 그걸 흉내 내는 자들이 꽤 많다.

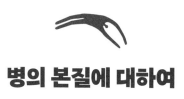

병의 본질에 대하여

아프면 병일까. 크든 작든 몸이 불편한 것이 병일까. 둘 다 틀린 말은 아니지만, 사람을 나무라고 봤을 때 사람의 병은 나뭇잎을 보는 것과 같다. 나무의 뿌리와 줄기가 튼튼하다면 이파리 몇 개쯤, 잔가지 몇 개가 병이 든다고 해서 신경 쓸 필요가 없다. 때가 되면 새잎이 나고, 가지도 다시 자라니까. 오히려 가벼운 병치레는 몸에 든 불균형을 해소시킬 수도 있고, 마치 가지치기하는 것과 같은 효과가 있다.

하지만 사람에겐 눈에 보이는 뿌리와 줄기도 있지만, 눈에는 안 보여도 더 중요한 뿌리와 줄기도 있다. 그게 바로 정신과 마음이다. 어쩌면 눈에 보이는 몸보다 보이지 않는 정신과 마음을 더 건강하게 지켜야 하는지도 모른다.

한 생명체가 삶을 영위해 나갈 때, 누구든 의도치 않지만 마주하게 되는 육체적·정신적 난관이 병이다. 그렇다면 병이란 그냥 난관(難關)이어서 어려움만 주고 상처만 입혀서 종내에는 죽음에 이르도록 하는 그것뿐일까. 그런 면이 없다고 할 순 없지만, 나는 적어도 지적인 생명체이자 만물의 영장이라고 자처하는 인간이라면 병을 통하여 반드시 무언가를 얻어내야 한다고 본다.

인간은 병을 견뎌내면 정신적·육체적으로 한 단계 더 성숙할 수 있다. 더 나아가 병이란, 인간의 육체가 자연에게서 자의적으로 선택해 받는 가르침이라고 할 수 있다. 쉽게 말해 잘못되어 있는 정신을 고치려고 육체가 선택한 '스승'이라는 말이다. 그러므로 병이 오면 정신적인 까닭, 마음의 이유를 더 먼저 살펴봐야 한다.

| 인생사는 언제나 과하면 모자람만 못하다 |

모든 분야에서 자기가 하나라도 많이 뛰어나거나 잘한다고 내세웠던 것이 있다면 그것 때문에 다칠 수 있다. 예를 들어 지나치게 운동을 많이 했다거나, 예술을 지나치게 했다거나, 섹스를 과하게 했다거나 등등. 지나치게 한건 뭐든지 다 욕심이기 때문이다. 건강을 위한 운동도 지나치면 욕심이 된다.

뭐든지 적정선을 지키지 못하면 우리에게 데미지를 준다. 이를 스스로 깨닫지 못한다. 욕심을 부리고 있는 부분들을 자각하고 없애줘야 한다.

인간은 순수하고 안온한 자연 속에서 편안하게 살아가거나, 아니면 세상 모든 걸 독자적으로 스스로 깨달아보려는 의지라든지 둘 중 하나의 방법으로 살아가야 한다. 뭐든 지나치게 이기려고 하다가 보면 오히려 역상(逆上, 거슬러 올라감)에 걸린다.

| 자연의 모습에서 배운다 |

고랭지 배추 같은 것은 좀 더 단단하고 덜 무르다. 반면 구릉지 없이 평야에서 자란 중국 배추는 김치를 만들면 빨리 물러지게 된다. 이렇게 차이가 있는 이유는 자연의 원리 때문이다.

산에 기가 있으므로 산행을 하면 기를 보충할 수 있고, 그렇게 기를 바꿔 주면 기분 전환이 된다. 이것이 삶의 지혜이다.

같은 풀뿌리, 열매라도 산에서 자란 것은 기가 더 세다. 단지 해발이 높은 곳이라서 그렇게 될까? 그것만은 아닐 것이다. 산은 평지에 비해서 기온이 내려가고, 기온이 내려간 곳에서는 모든 생명체의 운동이 좀 더 적극적일 필요가 있다. 생명체들이 적극적으로 기를 써야 좀 더 추운 환경을 이겨낼 수 있기 때문이다. 여기서 생명체는 풀과 나무나 동물뿐 아니라 땅속과 공기 속에 있는 모든 미생물을 포함하는 것이다. 그래서 산 위에 높이 살고 있는 생명체일수록 기가 센 것이다.

사람도 마찬가지다. 추운 곳에서 사는 사람들이 따뜻한

곳에 사는 사람들보다도 더 기가 세고, 그 때문에 투쟁적으로 보이기도 한다. 환경을 극복해야 하는 것은 사람만이 아니라 지구에 사는 모든 생명체의 과제일 것이다.

자연의 원리에 따른다면 병은 겨울에 고치고 건강은 여름에 챙긴다.

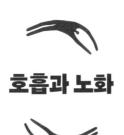

호흡과 노화

| 산소가 들어가고 이산화탄소를 내뱉는 인체의 신비 |

사람은 음식으로 기를 보충할 수 있다. 그런데 음식 외에 기를 얻을 수 있는 다른 방법은 없을까? 있다. 바로 호흡이다. 호흡으로 좋은 기를 얻기 위해서는 좋은 장소가 필요하다. 물론 좋은 장소가 꼭 필요한 조건은 아니지만, 장소가 나쁘면 좀 불편할 수는 있겠다.

증기기관차의 가스 터빈을 상상해보자. 물을 데워서 수증기를 만드는 일정한 공간에 가둬놓고 계속 불을 때면 수증기가 변해서 가스가 된다. 형태도 없는 가스로 변하여 엄청난 힘을 내게 하는 원리가 이 가스 터빈이라는 것이다.

사람도 콧구멍으로 가스를 내보내는데, 대부분 CO_2인 이산화탄소이다. 먹은 음식과 물을 소화시키고, 들이마신 공기 속의 산소와 버무려 쓰고, 적당한 질소는 항문으로, 나머지 대부분의 가스는 코로 내보낸다. 이처럼 우리가 음식과 물을 사용하고 가스를 만들 당시의 체온은 36.5℃다. 당연히 수증기를 만들 수 없는 온도인데, 우리는 이산화탄소를 코로 내보낸다. 인체의 내부에서 뭔가가 100℃로 끓는 것이 아닌데 이산화탄소를 어떻게 만들어내는가. 이런 인체의 신비야말로 신만이 알 수 있는 영역이라 하겠다.

어쩌면 진정한 과학이란, 논리의 비약이라는 가설과 직관에 의한 주관적 성찰을 스승으로 모실 수 있을 때 비로소 그 한계를 뛰어넘지 않을까. 마치 영화 「인터스텔라」 속 한 장면 같은 논리의 기하학적 비약 말이다.

산소를 들이마시고 이산화탄소를 내뱉는 우리는 온도에 따라 호흡 차이를 느낀다. 온도가 높아지면 숨쉬기를 힘들어한다. 온도가 높은 환경에서 더위를 견디는 방법은 숨을 계속 들이마시는 것이다. 반대로 추위를 견디는 방법은 숨을 계속 내쉬는 것이다. 추운 날 밖에서 체온을 유지하자면 계속해서 움직이거나 숨을 길게 내쉬어야 한다.

만약 뜨거운 냄비를 손으로 잡는다면 이렇게 행동한다. 숨을 내쉬고(呼) 들이마신다(吸). 그리고 정신을 집중하여 뜨거운 냄비를 잡는다. 여기서 흡(吸)하는 행위는 몸의 온도를 책임지고 나머지는 정신의 기가 책임지는 것이다.

기식(氣息, 숨을 쉼 혹은 그런 기운)이 엄중하다는 것은 호흡이 약하고 생명이 다했다는 뜻이다. 음식만 잘 먹을 뿐 아니라 공기도 잘 마셔야 한다. 기식이 좋지 않을 때 민간요법에서는 손끝, 발끝 등에서 피를 내주는 방법을 사용하기도 하는데 등을 뒤로 젖히는 운동으로 효과를 볼 수 있다.

| 노화 |

노화는 산화이다. 그래서 노화를 늦추려면 강력한 항산

화제가 필요하기도 하다. 수행을 게을리하는 인간이 분노하고 흥분하여 스스로를 산화시키는 것과 잘못된 음식을 먹는 것, 이 두 가지 습관을 고치는 것이 항노화의 첫 번째 과제이다.

좋은 물이 항산화 역할을 하기도 한다. 인간의 몸은 살로 채워져 있다. 물론 뼈와 여러 가지 장기도 있지만, 몸의 약 70%가 물이다. 물은 수소와 산소의 결합체이므로, 말하자면 인간의 몸에서 많은 부분이 수소로 이루어져 있다는 것이다. 나무와 비교한다면 나무는 미량의 수소와 탄소의 결합체이다. 수소를 오행으로 분류하면 토(土)에 속한다. 수소를 농축하여 맛을 보면 단맛을 느낄 수 있으며, 수소가 잘 녹아있는 물을 마시면 단맛이 난다. 이것으로 미루어보아 인간의 몸은 가장 중요한 것이 토(비장·위장)가 중심이 되는, 다시 말해 소화·흡수·배설이 중심이 되는 단순한 구조에서 진화되지 않았을까 하는 추측을 해본다.

나이가 들어 중앙 토의 소화 흡수 기운이 약해지는 것이 노화의 시작이다. 물론 젊어서도 소화 기능이 떨어진다면 장수에 지장이 있을 수 있다. 옛날 처방 중에는 몇 가지 비법들이 소화 기능 회복을 도와줄 수 있는데, 대부분의 처방은 한방의학으로 알려져 있으나 민간 처방 중에도 유용한 것들이 있다.

예를 들자면 소화제 중에는 차갑고 쓴 고장초(줄풀)와 뜨겁고 쓴 곰 쓸개, 멧돼지 쓸개, 오소리 쓸개나 돼지 쓸개를 1:1로 섞어서 환을 만들어 사용할 수 있다. 위 무력증을 고치고 소화 기능을 높일 수 있는 처방으로는 청주를 중탕하여 한 컵 정도 취침 전에 마시는 것이다. 위궤양과 속쓰림을 고치기 위해서는 누룩·맥아·해표초(오징어뼈)를 1:1:1의 비율로 섞어 환을 만들어 식간에 복용하는 처방이 있다.

역류성 식도염은 하루에 두 말 정도 생성되는 위산이 묽어지고 희석되어 양이 많아져서 식도를 타고 역류하는 것으로, 위에서 십이지장으로 내려가는 통로인 위문이 열리지 않기 때문이다. 위문이 열려 위산이 밑으로 내려가면 십이지장과 소장이 망가지게 되는 것이다. 만약 급성 통증 때문에 아스피린을 공복에 복용하게 되면 위문이 잘못 열려 십이지장이나 소장에 출혈이 날 수도 있다고 한다.

위산이 묽어지는 원인은 물이 빠른 시간 안에 몸에 흡수되어 필요한 곳에 전달되어야 하는데 흡수되지 않고 위장 속에 머물러서 그런 것이고, 이는 역류성 식도염의 원인이 될 수 있다.

물에도 기와 혈이 함께 존재하는데 눈에 보이는 물질로써 물은 단순한 물이지만 수소의 포화농도에 따라 알칼리나 산으로 구별될 수 있다. 만약 체내에 알칼리 물이 많다면 위산을 희석하여 안정시킬 수 있으나 산성화된 물이 많다면 위산은 더욱 많은 산으로 변한다. 그렇기 때문에 알칼리수를 마시는 것이 인체에 이로운 일이다. 과학적으로는 어떤 알칼리 식품을 먹어도 인체가 알칼리화 된다는 증거가 없다. 그러나 우리는 몸으로 느낄 수 있는데 산화되어 과산화지질이나 젖산이 쌓인 몸보다 알칼리화된 몸이 훨씬 덜 피로하다.

2부

질환과 증상

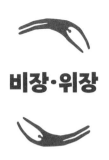

비장·위장

| 똥배의 원리 |

위장은 본래 자기 주먹만 하다가 한도 끝도 없이 늘어난다. 어른이 되면 아랫배, 똥배가 많이 나온다고 한다. 신장이나 방광이 나빠져서 나오는 똥배도 있지만, 대부분의 아랫배 똥배는 위하수(위가 정상적 위치보다 아래로 처진 상태) 때문에 나오는 것이다.

그래서 위장까지 냉기가 몰려 들어가 있던 사람들은 위가 그만큼 약해져 있어서 몸의 다른 데는 말랐음에도 아랫배만 톡 튀어나오게 된다. 뚱뚱해서 나오는 게 아니라, 말 랐는데도 아랫배만 나온 사람들은 그런 이유에서다.

그런데 아이들은 절대로 똥배가 안 나온다. 윗배가 불러 위로 올라오는 것일 뿐이다. 왜냐하면 아이들은 아직 장에 탄력이 있어서 절대 밀려서 눌리지 않는다.

똥배를 예방하려면 규칙적인 소식이나 생식을 하는 것 이 좋다.

| 역류성 식도염이 발생하는 이유 |

건강하지 않은 사람이 누우면 잡생각이 많아지는데, 그 것은 위장 경락 끝자락인 전두부에서 상상력이 많아졌기 때문이다. 그래서 눕자마자 바로 잠드는 사람이 좋은 체질 이다.

몸의 구조상 위에서 소화 흡수되고 난 나머지가, 십이지 장을 거쳐 소장으로 가게 된다. 이때 위와 십이지장 사이 엔 유문이라는 문이 있어서 이 문을 거쳐야 소화된 음식이 내려가는데, 만약 소장이 지나치게 피곤하거나, 더 이상

소화시킬 여력이 없다면 위문을 열어주지 않는 경우가 생긴다.

위문은 자율적으로 열리게 되어 있는데, 위치는 위장의 바닥보다 조금 높다. 이렇게 생긴 이유는 위문이 위장이 가하는 압력에 의해서 저절로 열리지 않기 위해서이다. 이 역시 인체의 신비 중 하나이다.

아이 때 잘 토하는 것은 자기한테 안 맞는 음식이 들어오면 음식물이 내려가는 식도나 위장에 도달하기 직전에 거의 본능적으로 감지해서 밖으로 내보내기 때문이다.

그렇지만 어른이 되면 이 기능이 현저히 떨어질 뿐더러 토하면 안 된다는 일종의 강박관념도 있어서 자신에게 맞지 않더라도 일단 위장까지 내려 보낸다.

맞지 않는 음식이 들어왔을 때 위장은 어떻게 반응할까. 소화를 시킬 수가 없다. 그래서 바로 십이지장으로 내보내게 되는데, 여기서 서로 알력이 생겨버린다. 위는 내보내려고 하고, 십이지장이나 소장은 안 받겠다고 한다. 그사이 몸은 고통을 호소하게 된다. 이것이 우리가 보통 체했다고 하는 의미다. 장부들 간의 싸움 틈바구니에서 횡경막이 압박을 받게 되면 명치끝이 아프고 체하게 되는 것이다.

경우에 따라서는 위장에서도 소화시키지 못하고, 십이지장 또는 소장의 기능 약화로 인해 음식물이 식도를 타고 되돌아 나올 때가 있는데, 이것을 역류성 식도염이라고 한다.

나이가 있는 사람들의 경우 병원에서 검사를 받아도 이상이 없지만 심장 부위의 통증을 가끔 느낄 때가 있다. 이럴 때 따뜻한 꿀차 한 잔으로 통증이 완화되는 효과를 보기도 한다.

| 한국인의 위암 발병과 단맛 |

한국인들의 위암 발생률이 세계에서 젤 높단다. 그것이 소금 섭취가 과한 게 원인이라고 하는데, 꼭 그렇진 않다.

한국인들은 얼굴이 길쭉한 목형들이 많아서 대개 비장 · 위장이 약하다. 비장 · 위장이 약하면 단 걸 많이 먹어야 하는데, 요즘에는 단맛이 든 음식을 충분히 못 먹게 되니까 위장이나 그 안에 위 점막이 약해져 위암에 걸리게 되는 것이다.

전통적으로 우리 조상들이 즐겼던 단맛이라면 맥아로 만든 엿기름이나 홍시, 쌀, 호박 등이 있다. 육고기 중에선 소고기에 단맛이 있어서, 예부터 소고기를 귀히 여겼던 것 같다.

짠맛보단, 몸에 좋으면서도 꼭 필요한 단맛이 충분하게 섭취되지 않아서 위가 제 기능을 못하거나 위암의 발병에 영향을 주는 것이다.

| 비장·위장에 기가 모자랄 때 |

비장·위장에 기가 모자라면 항상 배가 고프고 허기진다. 상상력이 지나쳐서 불면증이 온다. 습기를 싫어하여 자주 목욕을 하고 싶어 한다. 입에서 냄새가 심하게 나며 트림을 잘한다. 말이 많아지기도 하며, 거추장스럽게 참견하고 호언장담한다. 무슨 음식이나 지나치게 다 잘 먹는다.

비장과 위장에 기가 부족하여 생긴 증상에는 인삼차와

꿀차로 효과를 볼 수 있다.

| 비장·위장에 혈이 부족할 때 |

비장 · 위장에 혈이 부족하면 얼굴이 누렇고 몸에 살집이 많아진다. 피부에 열이 많아지며, 무릎에 통증이 오고 살이 아파진다. 이마 부위가 검거나 어두워지고, 입술과 잇몸 등에 질환이 생긴다. 식사 후 눕거나 졸기를 좋아하고, 코끝이 빨개지거나 코끝 주변에 염증이 생긴다. 허벅지가 쑤시고 아프다.

비장 · 위장에 혈이 허하여 생긴 사람에게 좋은 음식으로는 소고기 요리, 식혜, 정종 등이다. 소고기 곰탕을 오랫동안 계속해서 먹으면 좋고, 구운 소고기 요리가 좋다. 조청으로 만든 식혜 역시 장복하면 좋고, 잠들기 전 정종 한잔을 중탕하여 마시고 자면 좋다. 정시에 정량의 식사를 규칙적으로 하는 것이 중요하다.

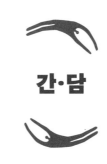

간·담

| 간·담에 기가 부족할 때 |

얼굴이 긴장되고 농담을 이해하지 못한다. 괜히 약 올라하고, 또 상대가 약 오를 때까지 약을 올려야만 속으로 기분이 좋다.

결벽증이 생기고, 분노하고, 지나치면 싸우게 된다. 한숨도 잘 쉰다. 시야가 작고 자기가 좋아하는 일만 하려고 한다.

위산이 부족하여 식욕과 입맛이 없고, 비린 냄새 등을

싫어하여 멀미 등을 자주 한다. 편식을 하려고 한다. 대체로 살이 찌지 않으나 살이 찌면서 좋아질 수 있다. 뚱뚱한 사람이 이러한 증상들이 있다면 지나치게 근육을 혹사시키는 운동이나 일을 하는 것이고, 그렇지 않다면 간이 안 좋아졌을 수도 있다.

간·담의 기가 허한 경우 백복령과 황기 등을 넣은 삼계탕이 도움이 될 수 있다.

백복령이라는 약초를 식초에 담가 먹는 것이 좋은데, 누룩에 정량의 설탕과 백복령을 섞어 담근 식초가 좋다. 백복령 차도 좋다.

식초 등 신맛이 강한 음식을 못 먹을 때는 신맛이 덜한 귤과 오렌지를 약으로 사용할 수 있다. 인삼을 넣지 않고 황기를 넣어 끓인 삼계탕도 좋다. 파를 많이 먹는 게 좋으므로, 파전을 만들어 먹으면 도움이 된다.

| 간·담에 혈이 부족할 때 |

간이 주로 하는 일은 해독작용과 해열작용이라고 알려져 있다. 간에 열이 생겨서 체온이 올라가면 기도와 코의 점막은 건조해져서 가래가 끓게 되고 얼굴색이 푸르스름해지며 눈꼬리가 경직되어 올라간다. 발이 저리고 근육통이 있으며, 안구건조증이 발생할 수 있다. 간 질환의 주 증상들이 나타나고, 편도선과 목의 질환이 생기며, 아이들의 경우 누렇고 진한 콧물이 날 수 있다.

간·담에 혈이 부족한 경우 과일로 만든 식초를 먹거나 발 마사지, 반신욕 등을 하면 도움이 된다. 여러 종류의 식초가 다 도움이 된다. 더운물에 반신욕을 하거나 족욕 등이 좋으며, 각종 효소나 우르소데옥시콜린산, 타우린, 밀크시슬 등과 같은 건강식품도 도움이 된다. 간에 혈이 나빠서 나타나는 변비에는 엉겅퀴에서 추출한 밀크시슬이 좋다.

간·담의 기와 혈이 함께 좋아지는 활동으로는 미술, 숲속에 들어가서 머무르기, 산책 등이 있다.

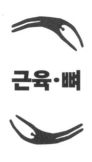

근육·뼈

| 건강에 자신하거나 불신해서는 안 되는 이유 |

K는 태어나기를 장골로 튼튼하게 났다. 어려서부터 강인한 체력과 의지 덕분에 열심히 생활할 수 있었다. 대인관계도 물론 좋았고, 남을 위한 서비스 정신이나 책임감 등이 뛰어나 사회생활을 잘 해냈다. 외모를 보면 몸선과 뼈가 두껍고, 턱은 부드러우면서도 크고 단단하니, 그냥 보기에도 정력적이었다. 턱이 강하고 크다는 건 신장과 방광도 크고 튼튼한 것이어서 실제 정력도 강하다.

이처럼 K는 모든 것이 안정적이었다. 타고난 체력 때문이었는지, 원체 사람을 좋아해선지 이유는 분명치 않은데, 청년기를 지나 중년기에 이르러 소문난 주당이 되었다. 말술을 마시면서도 거뜬하던 그도, 나이가 들면서는 점점 고민이 늘었다. 잦은 술자리로 불어나는 체중도 그랬지만, 집안 내력인 심혈관 계통에 병이 들까 걱정되었던 것이다.

여전히 건장하고 튼튼하게 보였지만 한편으론 지나친 살집과 붉어진 안색 때문에, 그가 장차 성인병이나 심혈관계 질환을 앓을지도 모른다고 짐작했다. 그러나 그가 쓰러져 실제로 수술을 받은 곳은 누구나 짐작했던 성인병이나 지나친 알코올에 의한 장부 질환이 아닌, 가장 크고 튼튼하게 갖고 태어난 신장이었다.

사실 그는 두 개의 신장이 지나치게 튼튼했던 탓에 만들어진 체열 때문에 몸이 뜨거워 늘 시원한 술 한 잔을 찾는 주당이었던 것이다. 결국 신장 하나를 떼어내고서야 술을 줄이고 건강에 더 신경을 쓰게 되면서, 지금은 건강하게 잘 살고 있다.

K는 뭘 잘못하여 신장을 잃은 게 아니다. 그가 평소 몸 관리에 소홀했던 건 사실이지만, 어쩌면 그의 잠재의식이 신장 하나 정도를 포기하고 그를 살려낸 것일지도 모른다. 물론 망가지기 전에 조심했다면 더 좋았겠지만, 그 나이쯤에 건강에 이상이 올 가능성이 높았던 상태였다. 그래도 그의 마음이 선하고 타인을 예의 바르게 잘 대하는 사람이었고 자기 일에도 최선을 다하는 사람이었기에, 조상의 음덕으로 장기 하나를 떼어내고 살아난 게 아닐까 싶다.

여기까지 본 독자들은 오장육부에 운명론이 정해져 있는지 궁금할 수 있겠다. 그건 아니다. 운이 좋거나 나쁜 시기는 있을지언정, 무엇을 내놓거나 잃을지는 정해져 있지 않다. 다만 어떤 시기에 약하게 혹은 심하게 앓게 된다는 것 정도는 운명으로 정해져 있다.

만약 K도 좀 더 건강을 돌보면서 살았다면 장기를 떼어내는 불행을 피하고 훨씬 더 작은 신체적 손해로 끝날 수 있었을지도 모른다.

실크처럼 효소화된 단백질, 동충하초, 태반주사 등이 도움이 된다. 단백질이 저분자화되거나 효소화되면 아미노

산으로 전환이 빨라 흡수가 잘 되기 때문에 간의 회복에 도움이 된다. 간이 좋아지면 당연히 근육의 질이 좋아지고 근육이 감싸고 있는 뼈도 좋아질 수 있다.

　반면에 J는 50대 후반의 마른 체형이다. 어려서부터 뭘 하건 건강도 체력도 자신이 없었고, 심한 운동을 해본 적도, 자기의 남성성을 자신해본 적도 없다. 그나마 다행인 건 성격이 온순하고 겸손하다는 것이었다. 어떤 일에도 지나침이 없어 무탈하게 50대를 넘겼지만, 몸은 말랐고 얼굴은 또래보다 더 나이 들어 보였다. 머리카락은 심하게 가늘고 많이 빠져서 두피가 허옇게 드러났다. 그렇다고 사는 데 크게 불편한 건 없었고, 단지 좀 더 활동적으로 힘이 넘치게 살고 싶은 욕망만은 나이가 들어도 그대로였다.
　차로 비유하자면, 그는 경차로 태어난 것이다. 모든 것이 작아서 기능도 덩달아 약했던 것이다. 차체가 튼튼하지 않으니, 스스로 최고 속도를 $60km$에 놓고 살 수밖에 없었다. 여태까지 잘 살았으니까, 앞으로도 별문제만 없다면 골골하면서 80대까지 살 것이다. 지나친 건강염려증만 없다면 말이다.

건강상 별문제가 없어도 MRI나 CT 같은 걸 자주 찍고 검사하는 것을 일종의 건강염려증이라고 볼 수 있다. 우리나라 사람들은 지나치게 자주 검사를 하는 것이 문제다. 미국이나 일본이라도 사정이 다르지 않겠지만.

우리가 MRI를 찍어 찾아낼 수 있는 선종의 크기는 2~3 *mm*라고 한다. 악성이라면 당연히 제거해야겠지만 문제가 되지 않을 정도의 아주 작은 혹까지 찾아내서 자꾸 잘라내는 것은 바람직하지 않다고 생각한다. 그런 걸 찾아낼수록 사람들의 마음속에 공포심이 자라난다. 이런 공포심은 건강한 삶에 큰 도움이 되지 않는다.

| 허리통증의 원인 |

허리가 아플 때 물리적인 현상보다 기의 문제인 경우가 있다. 몸에 기가 빠진다면 허리부터 아프게 된다. 몸에 기가 빠지는 원인은 뭘까. 과도하게 정신을 쓰는 것이다.

군대를 가기 위하여 젊은이들이 모인 신체검사장에 가 보면 수많은 허리 환자들이 있다. 아마 평소 사회생활에서 허리가 아프냐고 물으면 그렇지 않다고 할 많은 젊은이들이, 군대의 신체검사장에서는 너도나도 허리가 아프다고 손을 든다. 이는 정신을 과도하게 많이 쓰는 바람에 그들의 기가 약해졌기 때문이 아닐까.

허리가 아픈 원인이 모두 기가 빠져서라는 건 아니다. 당연히 신체적 이유가 있다. 장요근과 기립근의 균형이 무너진 것이 그 이유일 수 있다.

장요근은 허벅지 안쪽을 통해서 배 쪽으로 흐르는 굵은 근육을 말하고, 척추 기립근은 척추 뼈 양쪽을 타고 있는 굵은 근육을 말한다. 왼쪽 허리가 아프다면 왼쪽 척추 기립근의 약화를 뜻하는데, 그로 인해 뼈는 약한 기립근 쪽으로 밀리게 된다. 척추 기립근의 역할은 양쪽에서 척추뼈를 붙잡아 똑바로 세워주게 하는 것임을 이해해야 한다.

다시 말해서 왼쪽 기립근에 문제가 생긴 것은 왼쪽 장요근에 문제가 생겼다는 뜻이다. 장요근 두 개와 기립근 두 개는 인체를 받치는 네 개의 실질적인 기둥이다. 집으로 말하면 네 군데의 기둥을 말하는 것이다. 집이 사각형이라고 가정했을 때 짧은 쪽의 기둥 하나가 약해지면, 먼 곳의 기둥이 약해지는 것이 아니라, 같은 선상에서 짧은 쪽에 있는 기둥이 영향을 받게 되는 것과 같은 이치이다.

마찬가지로 왼쪽 배가 아프다면 왼쪽 허벅지 안쪽이 아프고, 골반이 당기는 원인의 대부분은 왼쪽 척추 기립근에 문제가 있기 때문이다.

여하튼 조금 약하다 하더라도 두 개의 척추 기립근과 두 개의 장요근이 균형을 잡고 있다면 허리가 아프거나 다리가 붓는 등의 고통을 겪지는 않을 거라고 볼 수 있다.

운동을 많이 하여 허리가 아프다면 대칭되는 지점의 장요근을 풀어주고, 옆구리에서 아랫배쪽으로 뻗어있는 여러 개의 힘줄을 풀어주면 좋다. 장요근이 굳고 힘줄이 긴장하면 허리는 계속 굳어지고 추간판에 안좋은 영향을 줄 수 있다.

| 올바른 자세로 등산하는 법 |

대부분의 사람들은 산에 오르면서 많은 도움을 받는다.

자연과 접하면서 호연지기를 얻고 숲속에서 좋은 공기를 마시며, 일상을 벗어나 많은 즐거움을 느낀다.

만약에 척추, 허리가 문제가 있다면 산에 가는 것이 꺼려지는 건 당연할 것이다. 아주 불안정하고 통증이 있는 상태에서의 산행은 누구에게나 무리이다. 그러나 산행을 통하여 자기 척추 기립근의 문제를 보완하고 싶다면, 다음과 같은 방법을 사용하면 좋다.

왼쪽 척추 기립근이 약하다면, 왼발에 힘을 실어 산을 오르도록 한다. 다시 말해서 왼쪽 기립근을 강화시키는 것이다. 왼발에 힘을 싣는다는 것은 왼쪽 다리를 조금 더 넓게 떼고, 오른쪽 다리는 따라가게만 해준다는 의미이다.

보통 산에 오르는 사람들의 모습을 보면 강한 쪽 다리로 성큼 걷고, 약한 쪽 다리가 따라가게 되는 걸 알 수 있다. 강한 쪽은 계속 강화되지만 약한 쪽은 계속 약화돼 균형이 깨어지게 되므로, 경우에 따라 심각한 척추 질환이나 몸에 이상을 겪는 사람들이 종종 있다.

따라서 약한 쪽의 기립근을 강화시키고 싶다면 약한 쪽의 발을 반이나 한 족장(足掌) 정도 더 크게 움직임으로써 그쪽의 기립근을 강화시키는 것이 산에 오르는 좋은 방법이 된다.

그렇다면 기립근의 강하고 약함을 알아보려면 어떻게 해야 할까. 일단은 통증을 느끼는 쪽이 약한 것이다. 강한 쪽은 덜 아프게 되어 있다. 기립근이 얼마나 강한가의 차이를 느껴보고 싶다면 무거운 물건을 왼발 그리고 오른발로 밀어봐서 그 차이를 느껴보도록 한다. 체육관에는 다리로 밀어 허벅지 근육을 강화시키는 기구들이 있다. 그런 것을 사용하면 된다.

어떤 이들은 한쪽 다리로 서서 버티기로 강함을 측정하기도 하는데, 올바르지 않다. 오히려 잘 버티지 못하는 쪽의 기립근이 더 강한 경우도 많기 때문이다. 올바른 방법으로 기립근의 상태를 점검한 다음 앞서 설명한 것과 같은 방식으로 등산한다면 약한 쪽 기립근을 단련시키는 데 도움이 될 것이다.

| 오십견과 어깨 통증, 심장 기능과 관련 있다 |

요즘 인터넷을 보면 오십견이니 회전근개파열이니 하

면서 잘 고칠 수 있는 병원이라고 광고하는 곳이 너무 많다. 이유가 뭘까. 우선 개념에 대해 알아보자.

예전에 오십견은 어깨가 무겁고 팔이 잘 안 들리는 병으로, 어느 정도 시간이 지나면 대부분 회복되는 어깨 통증이라고 했다. 그러다가 해부학적 기술이 발달하면서 회전근개 파열이라는 병명으로 세분화 되었다고 한다. 네 개의 주근육 이상을 찾아내서 치료한다고 하는데, 어깨근육의 약한 손상은 시간이 지나면서 해결될 수 있고, 찜질과 스트레칭 등으로 효과를 볼 수 있다고 한다.

오십견의 개념을 풀어보자면, 들지 못할 정도로 굳어있는 상태의 어깨를 말한다. 목부터 어깨까지의 경락이 굳어서 뻣뻣해지는데, 흔히 동결근이라고 해서 얼음처럼 얼고 굳어진다. 전에는 어깨를 많이 쓰는 특정한 운동선수들만 수술하던 병명이, 요즘은 오십 가까우면 다들 병원에 한 번씩 드나들고, 그중에 또 몇몇은 병원에서 하자는 대로 어깨 수술을 한다.

어깨 근육을 잘못 사용해 통증을 느끼는 사람들을 조사해보면, 100명 중 1명 정도는 수술할 정도로 어깨 근육이 파열되어 있는 사람이 있다. 원인은 두 가지로 볼 수 있다.

하나는 잘못된 운동법으로 안 쓰던 근육을 사용하여 나타난 손상이고, 또 하나는 노화에 의한 심장 기운의 쇠락이다. 사실 안 쓰던 근육이나 심한 운동에 의한 근육의 손상은 살다 보면 어쩔 수 없이 나타나는데, (수술이 필요할 정도의 파열을 제외한) 대부분의 어깨근육 파열은 어느 정도 시기가 지나면 스스로 완치될 수 있다고 한다.

그러나 많은 이들은 어깨에 통증이 나타나면 그걸 없애기 위하여 회전근개의 복원수술을 받거나, 스테로이드제 등 통증완화주사를 맞는다. 수술요법은 어깨를 더 굳게 할 수 있어 의사들도 쉽게 권하지 않는다고 하며, 수술 이후 예후가 좋아진다는 보장이 없고 더 나빠질 가능성이 있다고 한다.

무조건 수술적 치료가 아닌 내 몸 상태에 맞는 올바른 치료법을 선택하려면 어깨통증이 왜 발생하는지를 이해할 필요가 있다.

우리의 몸은 적당한 정도의 통증은 참고 넘어갈 수 있을 정도의 힘이 있고, 스스로 느끼지 못하지만 면역력을 통해 수많은 질병으로부터 몸을 지키고 있다. 자기치유능력이 뛰어난 우리 몸의 어깨가 아픈 이유는 크게 세 가지로 볼 수 있다.

첫 번째는 위장이 냉해서 몸이 냉해지는 경우이다. 위장 기능이 약하고 냉하면, 오장육부의 기능이 냉해진다. 과식 등을 통하여 위장의 기능이 약해지고 냉해져서, 오장육부의 기능도 약해지면, 그 경락을 도와주는 삼초경이 굳어서 어깨에 통증이 나타나기 시작한다.

두 번째는 심한 스트레스에 의해서 삼초경이 망가지는 경우이다. 심각한 스트레스를 지속적으로 받다 보면 눈 옆의 미릉골에서부터 넷째 손가락 끝의 관충혈이라고 하는 삼초경으로 흐르는 경락이 심하게 압박을 받아 어깨 부위에 통증이 나타날 수 있다.

세 번째는 노화에 의해서 몸 전체의 에너지가 활성화되지 않고 운동량이 부족하여 몸이 차가워져서 나타나는 경우이다. 특히 잠이 부족한 노인에게서 더 나타날 수 있다. 나이가 들어서 아프기 시작한 어깨는, 대부분 소생되지 않는 경우가 있다. 나이가 들어 심장이 나빠졌기에 그럴 수 있고, 육류 섭취가 지나치게 많아져서 그럴 수 있다. 무슨 말일까.

현대인은 육류 섭취를 많이 해서 어깨가 당겨지고 어깨 근이 어깨뼈 안으로 팔이 밀려 들어가는 정도로 수축되기 때문에 문제가 발생할 때가 많다. 이는 심장과도 연관이 있다. 나이가 들면 자연히 심장이 약해지겠지만, 육류 섭취가 많아지고 그에 따라 나트륨을 과다 섭취한 것 때문에 몸에 과도한 열이 생기고 그로 인해 근육이 단단하게 수축되는 것이다.

심장은 우리 몸의 모든 혈관을 원활하게 활동하게 해야 하는데, 심장이 나빠지면 모든 혈관의 활동이 원활하지 않다고 판단하여 몸에서는 자가면역의 일종(동양학으로는 목생화라고 함)인 근육이 심장과 혈관을 도와주는 현상이 나타나는데, 혈관의 수축이 잘 되지 않을까 걱정한 혈관 옆 근육이 지나치게 수축하였다가 회복되지 않음으로 인해서 근육 수축이 발생하는 것이다.

따라서 혈액순환을 도와주려면 과도하게 수축된 근육을 펴주는 것이 우선이다. 이 근육을 펴주는 방법으로는 근저점막의 염증 제거, 침·뜸·마사지 등으로 수축된 근육을 이완시켜주기 등이 있다. 재활의학과에서 수축된 근육을 이완시켜주고 편하게 해주는 요법은 상당히 좋은 방법이다.

물론 근본적 원인은 심장의 기능이 약해 혈행을 완벽하게 제어하고 있지 못하는 것이므로, 혈행을 제어할 수 있는 조치를 취하는 것이 좋다. 다시 말해서 심장 기능이 약해진 부분을 도와주는 여러 가지 처방을 받는 것이 좋다.

어깨통증은 어깨 쪽으로 가는 어떤 흐름 또는 어떤 기운을 원활하게 하지 못한 것이므로, 아픈 그 자리를 고치기보다, 안 아픈 자리라도 두루두루 살피면서 원인을 찾아내야 한다. 어깨 안쪽의 임파선이나, 어깨로 흘러 들어가는 목 부분의 임파선 같은 부위를 손이나 부드러운 도구로 많이 문질러서 풀어주는 것이 첫 번째 방법이고, 등 뒤 견갑골 쪽이 막혀 굳은 부위를 찾아내서 풀어주는 것이 두 번째 방법이다. 쇄골 밑의 뭉친 곳을 풀어주어야 할 때도 있다.

견갑골 쪽에서 등으로 올라가는 어떤 기운이 막혔거나 당긴다면 어깨에 통증이 생기고, 그 원인을 찾아서 잘 풀어주면 우리가 오십견 또는 회전근개 파열이라고 하는 어깨 통증의 대부분도 해결할 수 있다. 따라서 덮어놓고 수술적 치료법을 찾기보다 원인을 정확하게 진단받고 그에 맞게 치료를 받아야 지긋지긋한 어깨통증에서 해방될 수 있다.

어깨통증, 즉 근육 뭉침에 도움이 되는 음식이 있다. 여름철에 더위를 이겨내기 위하여 영양식을 먹는 경우가 많은데, 그중 닭고기는 오행상 목기(木氣)에 속하여 근육을 풀어주는 역할을 한다. 이와 더불어 매실류의 차, 오미자 등 더위를 식혀주면서 신맛을 보강해주는 차를 즐겨 마시면 근육을 이완시켜주는 역할을 해준다.

또한 심장을 도와서 궁극적으로 근육 수축을 풀어주는 데 도움이 되는 음식이 있다. 이런 음식들은 대부분 쓴맛이 있다. 쓴맛이 있는 음식들은 심장을 도와주기도 하지만, 위장을 도와주기도 한다. 심장을 도와주는 쓴맛이 있는 음식으로는 일단 과일인데, 쓴맛 나는 과일이 그렇게 많지 않다. 살구와 자몽 정도이다. 심장이 나쁘면 자몽과 살구를 먹는 것이 상당히 도움이 된다.

선천적으로 심장이 약한 일본인들은 살구를 많이 먹는

다. 일본인에 비해 심장이 강한 한국인들은 살구를 옛날만큼 많이 먹지 않는다. 서양인들은 심장을 보호하기 위해서 쓴 자몽주스를 많이 먹고, 술도 많이 먹게 된다. 한국 사람들도 심장을 보호하기 위해서 쓴 약초들을 술로 담가두거나 쓴 약초를 그대로 먹는 경우가 많다. 한국에서 나는 풀들 중에는 쓴맛 나는 것들이 많은데 씀바귀, 익모초, 개똥쑥, 쑥, 민들레 등이다.

회전근이 파괴되었다든지, 어깨를 잘 움직이지 못하는 사람들은 심장을 강화시키기 위해 쓴 음식을 많이 먹어야 한다. 곡식 중에는 수수가 가장 쓴맛을 내고 심장에 좋은 음식이다. 수수를 생으로 먹을 수 있다면 가장 강력한 심장 치료제가 될 수도 있을 것이다.

심장의 기능이 약해서, 몸의 혈행순환계가 약해지면 당연히 혈행순환을 돕기 위해 목생화(木生火, 목의 성질을 가진 것이 화의 성질을 가진 것을 발생시킨다는 뜻)하여 근육이 수축하게 된다. 이때 근육이 수축하여 심장에 생기는 근육의 수축 현상을 심근경색이라고 한다. 대부분 심장병의 한 부분으로 알고 있는데, 사실은 심장병이 아니라 심장의 관상

동맥의 원활한 활동을 도와주는 근육의 이상인 것이다.

마찬가지로 심장과 음양 한 쌍을 이루는 소장이 병들게 되면 나타나는 현상 중의 하나가 좌골신경통이며, 좌골신경통이 심하면 한쪽 다리를 들고 절게 되는 현상까지 나타난다. 이것도 회전근개 파열과 마찬가지로 심장병의 일환인 것이다. 좌골신경통은 엉덩이 안쪽이 쑤셔서 오금까지 쑤시면 다리가 쑤시는 증상이 나타난다.

4, 5번 척추의 척추관 협착으로 나타나는 질병, 구안와사로 얼굴에 나타나는 질병, 어깨 뒤쪽 견갑골과 회전근개 쪽으로 나타나는 모든 현상이 심장 기능이 약화돼 나타나는 질병으로 보는 것이 타당할 것이다. 이 모든 것을 고칠 수 있는 음식이 쓴맛의 음식이므로 육식을 많이 하여 심장 기능이 저하된 요즘 우리나라 사람들에게는 커피가 가장 많은 기호식품으로 팔리게 되는 것이다. 옛날에는 너무 써서 마시지 못하던 커피를 서양 사람처럼 많이 마시는 것은 이러한 이유 때문이 아닌가 싶다. 쓴맛의 음식이 필요하니까 커피가 당긴다고 생각하는 것이다. 하지만 커피보다는 앞서 설명한 것처럼 쓴맛이 나면서 건강한 식자재를 찾아서 먹는 게 바람직하다.

| 좌골신경통과 소아마비 |

나는 초등학교에 입학할 무렵까지 제대로 걷지 못했고, 늘 한쪽 다리를 절룩거렸다. 부모님으로부터 들었던 말은 내가 소아마비에 걸렸다는 것이다. 어릴 적 장애를 가진 사람을 비하하는 말들을 들으며 몹시 마음이 상했다. 그러나 지금 나는 더 이상 다리를 절지 않고 멀쩡하다. 내 소아마비는 완치된 것일까.

치유에 대해 처음 공부를 시작할 무렵, 스스로 소아마비를 고치겠다고 결심했다. 오랫동안 내 다리를 정상으로 만들기 위해 정말 많은 노력을 기울였다. 여기까지 읽은 독자들은 내 노력으로 소아마비가 완치됐다는 말을 하려는 걸로 생각할 수도 있겠다. 내 의도는 그건 아니다. 사실 나는 소아마비가 아니었다. 내가 앓았던 병은 좌골신경통이었다. 어떻게 그 사실을 알게 되었는지 설명하고자 한다.

내가 태어난 달은 음력 5월, 5월 중에도 가장 뜨거운 한낮이었다. 그 더위 속에 아버지는 안방에 늘 군불을 지폈고, 어머니는 너무 더워서 젖먹이인 나를 안고 책상 위에

피신했을 정도였다고 한다. 그 바람에 나는 분명 더위를 먹었을 것이다. 더위를 먹어서 양기가 증가하게 되었을 것이다.

좌골신경통을 설명해주겠다면서 느닷없이 더위 얘기를 하는지 이해하기 힘들 것이다. 사람들은 더위와 좌골신경통의 관계를 잘 모르기 때문이다. 좌골신경통의 발생은 더위와 관련이 깊다. 무슨 말일까. 심장과 소장이 제 역할을 못해서, 몸에서 더위가 밖으로 빠져나가지 못해서 발생하는 것이 좌골신경통이기 때문이다.

다리를 절고 다니고 엉덩이부터 다리까지 저리면, 좌골신경통이나 척추관 협착 혹은 척추 디스크 등으로 병원에서 진단받는다. 사실 이런 진단들은 정확하지 않다.

다리가 저리는 것은 고관절과 엉치뼈 사이에 어느 부분만 잡아주면, 대부분 정리가 된다. 아니면 고관절과 엉치뼈의 잘못된 부분을 스스로 고칠 수 있게 몸에 지속적인 영양을 주는 것도 한 방법이다. 침을 맞는 것도 한 방법이 될 수 있을 것이다. 더불어 몸에 있는 화기, 말하자면 열기를 몸 밖으로 내보내는 것도 하나의 치유방법이 될 수 있다.

통증이 심해지면 통증을 느끼는 경로를 차단하는 치료법을 쓰기도 하는데, 이 방법은 좋지 않다. 통증을 줄여주기 위해서 당장은 좋다고 해도, 길게 살아가야 할 생명을 위해서는 좋지 않은 선택이다.

소아마비도 열병이기 때문에 뜨거워졌던 열이 급속하게 빠져나가 몸이 식으면서 모든 근육과 인대에 힘줄 같은 것들이 굳어버리면서 위축돼 발생하는 것이다. 좌골신경통은 소아마비보다 심하지 않지만, 이 역시 몸에 열이 있다가 빠져나가면서 생기는 증상이다.

무언가가 수축되면 신경세포를 눌러서 통증을 느끼게 된다. 따라서 신경이 눌리는 부위를 이완시켜주면 통증은 당연히 사라지게 되어 있다.

그런 측면에서 좌골신경통은 완치하기 어려운 병은 아니지만, 해부학적으로 관찰할 수 있는 능력이 있어야만 고칠 수 있는 병인 셈이다.

『황제내경』에서는 좌골신경통의 원인을 심장·소장의 이상이라고 했다. 심장·소장에 이로운 음식을 먹거나 골반을 바로잡거나 신발 바닥에 교정구를 깔아서 도움을 받을 수 있다.

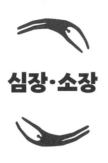

심장·소장

| 심장·소장에 기가 부족할 때 |

심장과 소장에 기가 모자라서 나타나는 증상으로는 심하게 부끄러워하거나, 갑자기 분노하게 되며, 모든 것을 급하게 결정하려고 하는 성급함이 있고, 느리거나 처지는 음악 등을 싫어하는 경향 등이다. 모든 것을 이성에 대한 사랑으로 해결하려 하거나 지나친 쇼핑, 화려한 치장 또는 화장이나 성형에 대한 관심 등이 나타나기도 한다. 뒤꿈치가 높은 신발을 신기를 좋아하고, 노출이 심한 옷을 입기를 좋아한다. 말이 짧고 반말을 한다.

나이가 들어 심장과 소장의 기가 빠진 사람은 혀가 어눌하거나, 중풍과 유사한 증상들이 나타난다. 가슴이 놀라서 뛰기를 잘하며, 지나치게 술을 찾기도 한다.

심장과 소장에 기가 허하여 나타나는 증상에 잘 듣는 약재나 음식으로는 백출과 창출이 있고, 웅담과 저담, 오소리 쓸개 등 각종 동물의 쓸개가 도움이 된다. 인삼과 영지를 차로 달여 마셔도 좋다. 염소 고기를 개소주처럼 내리거나 전골로 만들어 먹으면 도움이 된다.

| 심장·소장에 혈이 부족할 때 |

심장과 소장에 혈이 모자라면 더위를 싫어하고, 몸에서 노린내와 겨드랑이에 액취가 난다. 견갑골 근처가 아프고 쑤시며 심장 부근이 아프기도 하고, 테니스 엘보 등 팔꿈치가 아프며 새끼손가락에 통증으로 나타나기도 한다.

엉덩이 속에서 시작한 통증이 다리를 타고 내려가 쑤시

기 시작하는 좌골신경통이 나타나며, 말을 더듬게 되기도 하며, 혓바늘이 나고, 딸꾹질이 있다. 눈에 질환이 자주 생기며, 눈이 충혈되고, 얼굴이 붓는 현상이 있으며, 얼굴이 붉어지기도 한다. 명치끝이 무겁고, 무언가 달린 것 같기도 하며, 잘 체하기도 한다. 하혈을 하거나 습관성 유산, 불임, 생리통 등이 따라오기도 한다. 기구를 이용하여 팔꿈치와 어깨 사이의 근육을 강화시켜 주면 심장·소장에 도움이 될 수 있다.

심장·소장에 혈이 부족하여 나타나는 증상에는 단삼으로 만든 심적환 등의 약재가 좋다고 한다. 단삼으로 차를 내려서 마시면 좋다. 자몽을 주스로 만들어 장복하거나 쑥, 개똥쑥, 인진쑥 등의 쑥 종류와 씁쓰레한 음식들이 대부분 좋다. 수수와 보리, 쌀로써 밥을 하여 누룽지를 만든 후 식사 대용으로 먹어도 좋다. 살구로 효소를 만들어 상복하면 최고의 명약이 된다. 커피가 약이 된다.

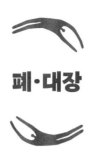

| 폐·대장에 기가 부족할 때 |

폐·대장에 기가 부족해지면 기분이 우울해지고 자꾸 슬픈 음악만 찾게 된다. 몸에서 비린내가 나며, 건조한 것을 싫어한다. 지나치게 슬퍼하고 동정심이 많다. 습기를 좋아하여 목욕탕을 자주 찾게 된다.

폐·대장에 기가 부족할 때는 노래 부르기와 소리 지르기 등을 통해 가라앉아있는 기를 끌어올려주거나, 계피나 박하차를 마시거나, 매운 음식을 먹고 익사이팅한 놀이를 하는 방법들이 도움이 된다. 슬프거나 느린 음악에 심취되면 더 가라앉을 수 있으므로 친한 이들과 함께 생기있고 템포가 빠른 음악을 즐기거나 혼자일 경우 푸시업과 같은 운동을 하는것도 좋은 방법이다. 가을의 서늘한 기운으로 인해 폐 · 대장의 기운이 약해져서 잇몸질환이 생기는 경우 복숭아, 갈치조림, 꽃게탕 등이 도움이 될 수 있다.

| 폐·대장에 혈이 부족할 때 |

폐 · 대장에 혈이 부족해지면 장이 약하여 설사를 자주 한다. 변이 묽으며, 바로 변비가 생기기도 한다. 몸에 비린내가 나고 쉽게 숨이 찬다. 코의 질환과 비염이 있다. 피부가 약하고 두드러기가 나타난다. 아랫배가 차갑고 가스가 찬다. 백내장이 있고, 피부에 각질과 작은 주름들이 생긴다.

폐 · 대장에 혈이 약해서 나타나는 증상에 좋은 음식으로는 매운 닭발, 붕어찜 등이 있다. 현미밥이 좋고, 생강차를 마시면 도움이 된다.

| 치질과 기혈 |

항문질환은 치질, 치핵, 치루 등으로 구분되는데, 병원에서 간단한 시술로 완치되는 사람도 있지만, 고질병으로 오랫동안 고생하는 사람도 있다. 항문은 임맥과 독맥의 경락이 시작하는 위치에 있고 임맥과 독맥은 항문과 성기 사이에서 시작하여 입술과 코 아래의 경락까지 흘러간다.

사람에 따라서는 뒤쪽에서 흐르는 힘이 강해서 뜨거운 기운이 얼굴 앞을 통과해 가슴까지 내려가는 것을 분노나 화병으로 보는데, 이때 입 안이 건조해질 수 있다. 등 뒤에서 머리쪽으로 올라와 이마로 내려오는 뜨거운 기운이 부족할 때 아랫배에서 임맥으로 올라오는 차가운 기운이 뒤통수와 목덜미까지 침범하게 되는데, 이때는 오한이 들고 전신에 추위를 느끼며 운신이 거북하고 만성적인 두통이 생길 수 있다. 주로 중년의 뚱뚱한 여자들이 두통으로 고생하며 이마에 수건을 두르는 모습을 볼 수 있다.

기혈의 조화가 균형을 잡지 못할 때 폐 · 대장이 지배하는 경락 속에 있는 코와 항문의 질환이 생길 수 있다. 치질의 혹과 콧속의 혹인 비용은 같은 것이며, 코의 염증(축농증)과 항문의 염증(치루)은 같은 것이다. 한꺼번에 두 곳에 나타나기도 하지만 한 곳에 집중적으로 나타나기도 한다.

코의 질환은 격렬한 운동 등을 통해 체온을 올리는 방법으로 효과를 볼 수 있으나, 항문질환은 휴식을 취하고 따뜻한 좌욕 등으로 해소하는 것이 좋다.

항문과 코에 좋은 운동 방법은 서 있는 자세에서 두 다리를 어깨 넓이 이상으로 벌리고 두 손을 모아 팔을 뻗어 머리 뒤로 넘겼다가 고개를 숙여 두 다리 사이로 내리는 것을 반복하는 임독맥 운동이다.

암에 걸리면 경우에 따라 단시간에 급속도로 체중이 줄어들게 된다. 이는 질병 탓이라기보다 몸에 있는 기가 줄면서, 그 줄어든 기에 맞춰서 몸에 있는 혈이 줄었기 때문이다. 다시 말해서 몸에 있는 기의 상태에 따라서 혈이 줄어들어 균형을 잡아줌으로써 인체가 생존을 영위하고자 하는 것이다.

신체의 기와 혈의 균형이 지나치게 깨어지게 되면 생명을 유지하기 어렵다. 어떤 암환자가 굉장히 마르고 영양이 부족한 상태인데도 병원에서 얘기한 수년의 생존기한을 넘기고도 오랫동안 생명을 유지하고 있다고 가정해보자. 이 분이 만약에 어느 날 갑자기 기를 지나치게 쓴다면 사망할 수 있다.

바꿔 말해 못 먹게 되는 것도 아니고, 영양실조에 걸리는 것도 아니고, 몸이 영양을 받아들이지 못해서 그런 것이다. 몸이 먹어서 혈을 채우기를 거부하면 사망하게 된다. 몸이 혈을 채우기를 거부하는 가장 큰 원인은 몸의 기가 부족해지는 현상 때문이다. 몸에 기가 부족해질 수 있는 현상은 여러 가지가 있을 수 있으나, 가장 중요한 것은 정신이 그 기를 다 써버릴 때이다.

암환자가 집안 식구와 싸우면서 정신적으로 피로해지면 몸 안에 있는 기를 쓰게 되는 것이고, 돈 문제나 여타 다른 문제로 마음과 정신을 쓰게 된다면 몸 안의 기를 상실하게 되는 것이고, 몸의 기가 상실된 만큼 몸은 혈을 거부하게 된다. 즉, 영양소를 거부하여 혈이 보충되지 않는 것이 식욕을 잃는 가장 큰 원인이다.

암환자는 따뜻한 물로 항문을 좌욕하면 좋다. 뜨거운 물 속에 엉덩이를 담그고 배변이 이뤄질 수 있도록 그 안에서 기다린다.

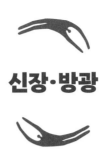

신장·방광

| 신장·방광에 기가 부족할 때 |

신장 · 방광에 기가 부족할 때 나타나는 현상은 소변을 자주 보게 된다는 것이다. 신장 · 방광이 안 좋으면 허리의 통증을 호소하는 사람들이 많다. 눈알이 쑤시고 아프며 원시가 된다. 어둡고 우울한 기분이 지나치고 긍정적인 측면이 부족하게 된다. 목소리는 탁해지고 쉰 소리가 나온다. 몸보다 마음이 추워서 따뜻한 곳을 찾게 된다.

신장·방광의 기가 부족할 때는 바닷가에서 소금기 많은 해풍을 접하거나 더운 나라로 여행을 가서 열대 과일을 먹는 것이 도움이 된다.

신장·방광의 기를 좋게 하려면 지속적으로 가벼운 운동을 하거나 찜질 등을 하여 땀을 내는 것이 도움이 되지만, 땀이 식을 때 냉기가 들지 않도록 주의해야 한다. 특히 차가운 커피는 피하는 것이 좋다.

| 신장·방광에 혈이 부족할 때 |

신장·방광에 혈이 부족하면 신장과 방광, 생식기 등에 질병이 발생하고, 몸에서 짜고 지린내가 난다. 종아리가 당기고 아프며, 발목이 아프다. 뒷골이 당기고 쑤시고, 혈압이 올라가서 뒷목이 서늘해진다. 중이염 등 귀의 질환이 나타난다. 음주 후에는 설사를 하게 된다.

신장 방광에 혈이 부족할 때는 된장이 도움이 된다. 녹용 등이 효과를 볼 수도 있으나 체질에 따라 효과가 다르니 주의해야 한다. 쥐눈이콩으로 자반을 만들어 자주 먹어도 도움이 된다.

| 신장·방광 이상 시 나타나는 심리 현상 |

신장 · 방광에 기가 부족할 때 나타나는 심리 증상으로는 남의 것을 훔치거나 뺏고 싶어 하는 심리이다. 그래서 물건을 살 때 더 싸게 에누리하고 싶어진다. 남의 물건을 공짜로 갖고 싶어진다. 모든 일에 반대하고 싶고, 현실에서 탈출하고 싶다.

반면에 심장이 좋지 않은 사람은 깎는 행위 자체를 하지 못한다. 뭔가에 호기심을 잘 느끼고 상대에게 동질감을 갖거나 동료의식이 있다.

장사에서 성공하려면 심장이 나쁜 고객을 오래 붙잡고 상담하지 않고, 신장과 방광이 나쁜 고객을 빨리 보내지 않겠다는 원칙을 정해 놓으면 된다. 고객의 건강 상태를 알려면 고객의 행동, 가격을 깎으려고 하거나 전혀 그렇게 하지 않거나, 정찰제에 대한 예민도 등을 보고 판단할 수 있다.

심장이 좋지 않은 사람들은 동질감, 동료의식이 있어 구매 상담을 할 때 잘 들어주지만, 막상 구입을 선뜻 하려고 하진 않는다. 반면에 신장·방광이 나쁜 사람의 마음을 한번 사로잡으면 계속하여 재방문한다.

돈을 벌고 싶다면 신장·방광이 나쁜 사람을 충성고객으로 만들어야 한다. 그들은 욕심이 있고, 목적성을 있는 성격이다. 도박장 중독자들 중에 신장·방광이 나쁜 경우가 많다. 반면에 심장이 나쁘고 성격이 급한 사람은 도박을 좋아하지 않고 술과 여자를 찾는다.

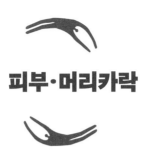

피부·머리카락

| 뽀루지 |

뽀루지가 가슴에 나는 것은 머릿속의 우울함이 등으로 먼저 뭉치고, 등에서 뭉쳐 있던 그 나쁜 기가 가슴 근처로 튀어나왔기 때문이다. 그래서 가슴에 난 뽀루지 근처 살을 꼬집어보면 덩달아 등 어딘가가 아프게 된다. 뽀루지가 턱 주변에 난다면 생식기에 이상이 생긴 것이다.

뽀루지의 최고의 치료법은 가만히 놔두는 것이다.

| 여드름 |

흔히 알듯이 여드름은 호르몬의 불균형일까. 여드름은 몸에 있는 열의 정도에 따라 발생한다. 자잘한 좁쌀처럼 이마를 중심으로 여드름이 났다면 생식기가 차가운 것이다. 빨갛게 곪은 여드름은 해당 부위에 열이 찬 것이고, 퍼렇게 곪은 여드름이라면 해당 부위에 독이 찬 것이다.

| 동안이란 무엇일까 |

늙지 않고 어린아이처럼 생긴 사람을 동안이라고 한다. 자기의 실제 나이보다 몇 년, 심지어 수십 년 아래로도 보이는 사람이 동안이다.

그렇다면 동안의 필수조건은 뭘까. 피부가 팽팽하다거나 몸매가 배우처럼 완벽한 사람이면 자기 나이보다 어려 보일까. 그렇지 않다. 아무리 리프팅을 해서 당기고 피부를 가꾼다고 해도 그 사람을 자신의 나이보다 과도하게 어려 보이게 하진 않는다. 온갖 피부시술을 받는 배우들도 마찬가지다. 도자기 피부에 주름 하나 없이 팽팽하더라도 그것만으로는 안 된다. 무슨 뜻일까. 아무리 깨끗하고 팽팽한 피부를 가져도 동안의 조건에 충분하지 않다는 것이다.

내가 생각하는 진짜 동안의 조건은, 자기 자신만의 생각 속에 머물러 있는 사람이다. 남의 눈을 의식하기보다 내 사고, 내 생각 속에 자신을 가두는 사람이다. 바꿔 말해 현실을 사는 사람이 아니라 오로지 자기 세계, 자신만의 방 안에 갇혀 사는 사람인 것이다. 그런 사람이라야 동안일 수 있다.

한편 비록 작은 공간에 갇혀 살더라도 지나치게 세상일에 관심이나 걱정이 많은 사람이라면 노안이 되기 쉽다. 이 말은 결국 동안이란 남의 마음을 읽거나 배려하며 살진 않는다는 뜻이다.

아기들을 보면 세상 풍파를 겪지 않아 무척 해맑다. 말 그대로 동안이다. 그러나 어린 나이에도 불구하고 어려운 가정형편으로 세상 풍파를 겪었다면 그 또래 아이들과 비슷해 보이지 않는다. 그런 이치이다.

사실 사람의 나이는 대부분 그 눈빛에서 나온다. 눈빛이 어리기 때문에 동안이라 불린다. 피부의 주름 같은 건 그 다음 문제라는 말이다.

우리는 더러 예쁘장하거나 어리고 착해 보이는 동안을 가진 사람들이 무슨 말이든 잘 들어줄 것 같은 착각을 한다. 그래서 그런 사람들에게 자신이 가진 경제적인 목적 같은 걸로 설득하는 경우가 많은데, 그때 의외로 거센 반발에 부딪친다.

동안의 사람들은 대체로 세상일에 나서기 싫어하는 소음인인 동시에 자기가 한번 세운 고집을 끝까지 관철시킨다. 물론 가끔 자신보다 지나치게 강한 사람을 만나면 복종이니 순종하는 모습을 보일 수도 있지만 그런 모습은 잠깐이다.

그들 자신의 힘으로써 움직일 적당한 때가 오면 자기 고집을 끝까지 관철시킨다. 왜냐면 극과 극은 통하기 때문인데, 소음인으로서 태양인의 기질을 함께 가졌으며, 평상시엔 그걸 감추고 사니까 그렇다. 바로 우리의 옛 어머니들의 모습이기도 하다.

| 머리카락과 영양 상태 |

머리카락이 갈라지고 빠지며 약해지는 것은 영양실조 때문이다. 그땐 단백질을 채워 주면 되는데, 여기서 좋은 단백질이란 잘게 쪼개져 아미노산화된 상태로 흡수시킬 수 있는 단백질을 말한다. 그렇지 않은 단백질은 신장에 부담을 주게 된다.

탈모의 주요 원인은 영양의 부족인데, 다른 원인으로 열이 있다. 속된 말로 '뚜껑이 열리는 것'이다. 우리의 체표, 다시 말해서 피부의 온도는 항상성을 가지고 적당한 온도를 유지하게끔 되어 있다. 피부가 뜨거워지면 땀을 흘려 열을 식히고, 추워지면 몸 깊숙이 심부 발열을 일으켜 데우는 등 온도를 일정하게 하여 피부를 보호하려고 애를 쓴다.

그런데 우리의 피부 중에서 두피만은 머리카락에 의해서 보호된다. 추위에 대해서는 그닥 민감하게 반응하지 않지만 더위에는 반응하게 되는데, 두피에 열이 올라서 물렁

물렁해지려고 하면 그때마다 땀이 나서 두피를 식힌다. 그런데 항상 열이 있어서 두피가 뜨겁다면 머리카락으로선 두피에 붙어 있는 걸 견뎌내지 못하고 빠지게 된다. 그것이 바로 탈모다.

두피가 뜨거워지는 원인은 여러 가지이다. 주로 정신적·심리적인 원인으로 기가 체하거나, 혹은 음식으로 체하는 식체 때문이다. 요즘엔 커피를 많이 마시는 습관도 체온을 올리는 또 하나의 원인일 것 같다.

기가 성하다는 것은 여자보단 남자가 더한 경우가 많다. 이를테면 성욕의 경우 여자보다는 좀 더 많은 욕구를 표시하는 것이 남자이다. 또한 대부분의 남성들은 몸에 생기는 열기가 머리 쪽으로 올라가는 양의 기질을 가지고 있고, 여자들은 하지 쪽으로 내려가는 음의 기질을 가졌다. 그래서 남자들이 여자들에 비해 머리카락이 잘 빠진다.

여하튼 몸 가운데로 흐르는 어떤 기운에 일부 저항감을 느끼게 되거나 막혀 있다면, 머리 쪽으로 열감이 몰리고, 결국 두피에 열이 생겨 물렁해지기 때문에 머리카락이 빠지는 것이다.

머리카락을 보호하려면 자주 흥분하지 않고 스트레스를 덜 받도록 조심해야 한다.

| 머리카락의 굵기와 청결 |

머리카락이 굵고 가는 것은 기질상의 문제다. 사람의 머리카락은 기운에 따라서 굵어지거나 가늘어지거나 한다. 적당한 정도의 양기를 가지면 머리카락이 잘 유지되지만, 양기가 지나치면 머리가 빠진다.

기가 셀 때는 전체적으로 머리카락이 굵어지고, 기질이 약할 때는 머리카락이 가늘어진다. 기운만 세게 키워 놓으면 머리카락은 저절로 세진다. 하지만 양기가 지나치게 심하면 탈모가 될 수 있고 머리 군데군데 머리카락이 빠질 수 있다.

머리카락을 튼튼하게 하려면 검정콩, 검은깨 등 검은 색깔의 음식을 많이 먹는 것이 도움이 된다.

나이 든 사람이 머리를 짧게 깎으면 보기에 좋지 않을

수 있다. 만약 머리를 깎고서도 아름다운 얼굴을 갖춘다면 그것은 대단한 경지이다. 그가 수행자라면 바른 길을 가고 있다고 할 수 있다. 머리카락을 밀고 나면 그 사람의 얼굴에서 마음을 숨길 만한 곳이 없다. 스님들이 머리를 깎는 것이 그런 이치이다.

머리카락은 대변, 소변만큼이나 우리 몸의 노폐물을 내보내는 하수구 역할을 한다. 이삼일 이상 머리를 감지 않으면 떡진 상태가 되는 건 노폐물이 쌓여서 그런 것이다.

수행자라면 오염되고 기름진 것을 최대한 억제하기 위해 머리를 깎는다. 그렇지만 머리카락으로 노폐물을 배출할 수 없게 되므로 몸에서 더 심한 냄새가 날 수도 있다. 수행자들이 세상과 떨어져 지내는 것은 어쩌면 이런 점 때문인지도 모르겠다.

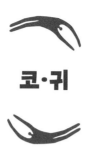

코·귀

| 코에 질환이 발생하는 원리 |

코는 해부학적으로 얼굴 중앙에 붙은 살덩이와 그곳에 뚫린 구멍 두 개, 뼈, 부비강, 아래위의 부비동 등을 통칭한 것이다. 코는 숨을 마셔서 호흡하고, 냄새를 맡으며, 감기에 걸리면 맑은 콧물을 계속 분비하고, 경우에 따라선 누렇고 끈적이는 콧물을 내보낸다. 아이들의 경우 이 콧물의 끈적임이 지나쳐 누런 콧물이 되기도 한다.

해부학적인 구조를 논하는 서양의학과 달리, 한의학 등은 콧병을 단순하게 보기보다는 장상론 등의 고전과 경락 이론들을 더해 설명한다. 그에 따르면 코는 폐와 대장과 연결되어 있어서 폐·대장이 지나는 경락과 혈자리를 이용하면 코 질환을 치료할 수 있고, 폐·대장에 좋은 음식들을 먹어서 고칠 수 있다고 얘기한다.

콧병을 분류하고 개별적 증상에 대해 말하기 전에, 개인적 상상을 말해볼까 한다. 우리 몸을 진화론적으로 상상하면, 가장 단순한 형태였을 때 해삼 같지 않았을까 하는 상상이다. 해삼처럼 길쭉한 몸통에 양쪽으로 입과 항문이 관통된 모습. 진화론적으로 생명체가 물 밖으로 나온 후 코와 호흡기를 더 달게 되었다고 하지만, 입에서 항문까지는 그냥 통해 있는 한 구멍이라는 말이다.

그런 관점에서 우리 몸을 다시 바라보면, 여태 내장이라고 부르던 것들도 사실 외부와 연결된 상태가 된다. 그래서 위장·소장·대장은 양 끝의 식도와 입, 직장과 항문으로 연결되어서, 외부로부터 들어온 음식물을 해삼처럼 소화시켜 내보내는 통로인 외장(외부와 연결되어 이루어지는 장부)이라고 볼 수 있다.

비록 사람이 사는 환경에 따라서 더러는 위장이 커지고 아니면 대장이 짧아진 체형들이 생겼다고 하지만, 기본적으로 위장·소장·대장 등이 하나의 역할을 하는 공동체인 것만 모두 똑같다.

여기서 비록 위장·소장·대장 중 한 개의 장부를 잃는다고 해도 들어오고 나가는 통로로써 역할만 할 수 있다면, 인체는 어느 정도 선까지 생명을 유지할 수 있다. 요컨대 위장의 위산과 소장의 소화액, 대장이 서로 맡은 역할이 다르다고 해도, 그 가운데 얼마간의 기능이 없다고 해서 바로 죽지는 않는다. 인체는 본래 그렇게 생겼다.

그렇다면 숨 쉬는 기관인 콧구멍이 소화 통로인 외장과 무슨 상관이 있을까. 콧구멍은 식도에서 직장까지 서로 긴밀히 연결된 장부인 외장들과 함께, 사실 안 보이는 구멍 역할도 대신하기 때문이다. 무슨 말이냐면 우리 몸은 눈에 보이는 인체의 구멍들로 유입된 음식물의 성분과 영양을 소화시키고, 보이지 않는 구멍으로는 음식이 가진 기를 소화시킨다.

다른 말로 설명하자면 이렇다. 음식물의 소화는 물리적인 음식의 소화와 음식이 가진 기를 소화하는 두 가지로 나뉜다. 그런데 지나치게 기가 높은 음식을 먹게 되면 소화를 다 시키지 못하고 고통을 호소하게 되는데, 음식물이 원인이 돼 체하는 걸 식체(食滯), 기가 원인이 돼 체하는 기체(氣滯)라고 한다.

기체(氣滯)는 음식의 기가 높은 게 원인이기도 하지만, 사람의 기분이 좋지 않았을 때 발생하기도 한다. 기분이 퍽 안 좋을 때 음식을 먹으면 체하는 경험은 누구나 해봤을 것이다.

즉, 사람이 소화시키는 과정에서 발생한 문제들은 위아래에 있는 구멍에서 드러난다. 식체는 트림 · 구취 · 방귀 · 설사 · 변비 같은 형태로, 기체는 역류성 식도염 · 코막힘 · 치질 · 변비 같은 형태로 나타난다.

그래서 선천적으로 체질이 약한 사람들은 고기 · 인삼 · 마늘 같은 기가 높은 음식을 먹어서 기를 보해야 한다.

이때 욕심이 지나쳐 이런 음식들을 잘못 먹으면 크게 곤란을 겪기도 한다. 열이 있는 사람은 인삼을 먹지 말라든지, 고기는 특정한 효소 없이 소화가 안 된다는 등의 속설은 그래서 생긴 것이다.

음식에 기가 있는 건 사실이므로 고려해서 먹으면 좋다. 그런 이유로 여러 민족들은 저마다의 전통 속에서 규칙이나 관습으로 만들어 지키는 것들이 있다. 예를 들면, 이슬람에선 돼지고기를 못 먹게 하고, 힌두교는 소고기를 못 먹고, 불교는 육식을 금하고, 제7일 안식교는 생선 이외의 해산물을 금하며, 한국인은 단군 신화를 통해서 마늘을 특히 존숭하고 항상 먹는다.

기가 높은 음식은 소화시키기가 무척 힘들다. 몸의 기운을 소화하는 데만 다 써버린다면, 과학적으로 우리 몸은 급격히 산성화되어 버린다. 그래서 계속 세포 분열이 이루어지고, 분비물들을 계속 내보내는 상태가 되어 버린다. 콧물이 지속되는 것 역시 그 일환이다.

단, 여기서 말하는 콧물이나 코 질환은 감기로 인한 폐 속의 냉기 때문에 발생하는 건 아니다. 음식을 제대로 소화시키지 못하는 식체, 기체와 관련이 있는 질환이다. 콧속 혈관들이 충혈되고 부어서 막히는 코 막힘이 바로 그런 질환이다.

물론 코 막힘 또한 모두 식체 및 기체와 관련이 있다는 건 아니다. 환절기 비염의 콧물은 식체, 기체보다는 기가 모자라서 생기는 증상이다. 환절기 비염을 알레르기의 일종으로만 진단하는 것은 극히 일부분만 보는 것일 뿐이다. 환절기 비염은 환절기 때 기가 부족해져서 나타나는 일종의 몸의 자기치료 방식이다.

콧속에 혹이 자라는 비용(비용종, 鼻茸腫)은 같은 코막힘 증상이라도 다른 코 질환과는 특히 구별되는데, 비용은 몸속에 활동적인 양기가 좀 더 지나쳐서 나타나는 증상이라서 그렇다. 비용은 치질과 함께 지나친 양기의 발현이며, 식체와 기체 같은 증상도 겸할 수 있으며, 어른보다는 주로 양기가 과잉된 아이들에게 많이 나타난다. 아이에게 정신적인 양기가 지나쳐서 나타나는 현상이 과잉 행동이라면, 비용은 세포가 과잉된 행동인 셈이다.

감기로 인한 맑은 콧물을 낫게 하는 데 좋은 음식이 있다. 따뜻한 생강차와 허브 한약재들로 폐를 보호하면 효험이 있다. 끈적한 콧물이 나오면 간과 담 장부에 열이 차 있다는 의미이므로 열을 내리면서 간·담에 영향을 끼치는 목 등에 도움을 줄 모과, 레몬 같은 새콤한 맛의 과일차, 질 좋은 단백질을 북엇국, 콩나물국처럼 흡수가 잘되는 형태로 만들어서 먹으면 좋다.

단백질은 소금, 물 같은 수(水) 기운의 음식이라서 신장에 좋다. 신장이 관장하는 아랫배의 단전 같은 부위에 기운을 데워줘서 몸이 전체적으로 따뜻해지면 정력이 강해지는데, 이 같은 이유 때문에 좋은 단백질을 정력제라고 하게 된 것이다. 신장과 방광이 튼튼하면 그 좋은 수의 기운으로 목의 기운도 덩달아 살려서 간과 담도 자연히 좋아지게 된다.

운동요법으로는 엎드려 팔 굽혀 펴기나 심장박동을 빠르게 하는 운동온열요법 등이 도움이 될 것이다. 만약 감기 초기라면 높은 습도를 유지해 감기 균이 살지 못하게 하면 좋은데, 이런 이유로 병원에서 감기 예방 차원으로 가습기를 항상 틀어 놓는 것이다.

코피가 자주 나는 건 지나치게 무리해서 피곤하거나 식체 또는 기체 때문이다. 이런 경우 코피로 나오기도 하지만 치질 형태로도 터질 수 있는데, 어릴수록 콧속 혈관이 약하기 때문에 코피로 나오는 것이다. 코피는 말하자면, 몸이 선택한 일종의 위기관리법인 셈이다. 체했을 때 손가락을 따는 것 같은 효과를 인체 스스로 내는 것이다

특히 코에 있어 가장 안 좋은 경우는 나이가 어린데 지나치게 양기가 많을 때이다. 아이의 양기가 지나치면, 몸이 계속 산성 상태가 된다. 그러면 분비물이 많아지거나 콧속에 비용 같은 혹이 생기거나 편도선·임파선·갑상선 같은 호르몬이 다니는 길목들이 항상 예민하거나 불편할 수 있다.

이때 불편함을 줄이려고 쓰는 약의 대부분은 근본적으로 증상을 낫게 하기보다 일시적인 증상 완화 정도이거나, 별로 효과가 없는데 그런 약물들에 중독된 나쁜 체질로 변하게 만든다는 문제가 있다.

코의 불편을 해소하고자 쓰는 약이 다 무효하진 않다고 해도, 소염제나 그보다 훨씬 더 강력한 스테로이드제 같은

약제는 이비인후 근처 모든 혈관에 장애를 주기 때문에 더 큰 병으로 진행될 수 있다는 말이다. 더구나 염증이 거듭 재발하여 소염제를 반복해서 사용하게 되면 몸이 차가워지고 이로 인해 문제가 생기는 건 당연하다.

코가 좋아지려면 폐 기능이 활성화되어야 한다. 감기에 안 걸리려면 면역력을 높이는 것도 중요하지만, 몸이 산성화되지 않는 게 더 중요하다. 그러므로 평소에 알칼리성 음식을 많이 먹고, 환경이나 몸에 음이온이 많아지도록 노력해야 한다. 또 식체나 기체가 안 되도록 소식하거나 소화불량 상태가 안 되도록 조심해야 한다.

물론 폐만 지나치게 강화시키면 심장·소장이나 간·담이 힘들어질 수도 있으므로, 장부끼리 서로 도울 수 있도록 균형 있는 관리가 필요하다.

| 코피와 출혈 |

아이들이 자랄 때 종종 코피를 흘린다. 아이들이 코피를 흘리는 것은 성인들이 치질로 피를 쏟는 것과 원리가 비슷하다. 물론 대부분의 성인들은 아이들보다 코피를 흘리는 빈도수가 적긴 하다. 여하튼 몸에서 피를 내놓는 이유는, 부족해진 몸의 기와 총량을 맞추기 위해 몸에 있는 혈을 내보내는 것이다.

아이가 코피를 쏟는 원인은 두 가지가 있다. 첫 번째는 음식, 기분 등 무엇인가에 의해서 체기가 생긴 것이다. 체기가 생겼을 때는 일시적으로 기가 부족해지므로 몸에서 피를 밖으로 쏟아냄으로써 체내의 혈을 줄이게 된다.

두 번째는 지나치게 기를 많이 빼앗기거나 사용했을 때이다. 기가 안 그래도 부족한 아이가 기를 많이 써서 더 부족해졌기 때문에, 우리 몸은 혈을 빼내서 균형을 맞추려고 하는 것이다.

이런 현상이 아이들한테만 나타나는 건 아니다. 야단을 맞거나, 급속도로 심리적인 고통을 겪은 사람이 다량의 코피를 쏟아내는 것이나, 암 등의 중병에 걸린 사람이 피를 쏟아내는 것 역시 이러한 원리에 해당된다고 볼 수 있다.

우리 몸에서 출혈은 코와 항문의 두 군데에서만 나와야

정상이다. 어혈은 항문으로 나오고, 순혈 즉 생혈은 코로 나오게 된다. 생혈이 코로 나올 때는 앞서 설명한 것처럼 심장이 과다하게 뛰어서 피가 많아졌기에 터지는 것이다. 피가 모자라는 사람에게서는 절대로 코피가 터지지 않는다. 피가 많아지고 묽어졌을 때 나오는 것이다.

과식을 하면 앞머리가 묵직해지고 코피가 날 수 있다. 아이들 중에는 과식하면 코피가 나는 경우가 있다. 밥을 많이 먹을 때 심장이 부담을 느껴서 평소보다 많이 박동하면서 코피가 나오게 되는 것이다.

성인의 경우 섹스를 지나치게 하면 코피가 나올 수 있다. 이때 역시 과도하게 뛰는 심장을 다스리는 목적으로 코피를 쏟게 되는 것이다.

과식 후에 코피가 나는 걸 방지하기 위해서는 소화가 될 때까지 움직여야 한다. 움직일 수 없다면 소화제라도 먹을 것을 권한다. 단맛의 디저트나 차는 위를 도와서 소화를 좋게 할 수 있다. 하지만 과식 후에 더 먹게 되는 셈이라 그다지 추천하지 않으며, 칡즙을 장복하는 것은 매일 과식하는 것과 마찬가지이다.

밀가루 음식을 과식했을 땐 참외가 소화제이고, 돼지고기 과식에는 새우젓이 소화제가 된다.

또한 과식한 후에 곧바로 잠들지 않도록 한다. 그렇게 되면 머리의 피가 위장으로 몰려가 텅 비게 될 것이고, 훗날 건망증과 치매를 유발할 가능성이 있다.

| 코막힘으로 몸 컨디션 알아보기 |

나는 가끔 코가 막히고 맹맹거리는 소리를 내곤 한다. 어떤 때는 몇 날 며칠 코맹맹이 소리를 내면서 살고 있다. 사람들은 묻는다. 왜 당신은 병을 고치는 많은 방법을 알면서 자신의 코 문제는 고치지 못하느냐고.

사실 고치지 못하는 거라고 말할 수도, 딱히 안 고친다고 말할 수도 없다. 나는 그냥 불편하지 않은 정도로 견디며 사는 중일 뿐이다.

내 코가 맹맹거리는 원인을 잘 알고 있다. 코가 막혀서

맹맹거리는 소리를 낼 때쯤 이미 몸 상태가 어떤지를 알고 있다는 뜻이다. 나는 내 몸 상태, 즉 컨디션을 측정하는 방법으로 코맹맹이를 기준으로 삼고 있다.

어떨 때 코가 맹맹거리는 소리를 내는 걸까. 내 몸의 에너지가 떨어졌을 때이다. 체중이 불어서 기가 원활하게 순환되지 않을 때에도 맹맹거리는 소리가 난다. 음식을 먹고 체했거나 제대로 소화가 되지 않아 어딘가가 막혔을 때 코맹맹이 소리를 낸다.

나는 코가 맹맹거리는 소리로 몸 상태를 가늠하는 것이 괜찮은 방법이라고 생각한다. 마찬가지로 누구든지 자신의 신체적 약점을 잘 관찰하여 건강 상태 점검의 기준으로 삼을 필요가 있다.

| 귀를 자주 만져봐야 하는 이유 |

신장 경락의 특성이 가장 잘 드러나는 곳이 귀다. 귀의 모양이 곧 자기 신장의 모습으로, 크기도 똑같다. 또한 귀는 인체의 축소판이라고 볼 수 있다.

사람은 나이를 먹을수록 귀 모양이 작아지고 딱딱해진다. 귀가 딱딱한 것은 신장이 그러한 상태라는 것이고, 몸이 춥고 열이 부족하다는 걸 알려주는 것이다. 실제로 몸 어딘가 안 좋은 사람의 해당 부위를 만져보면 무척 아파한다. 그것을 압점이라고 한다. 반면 몸 어느 곳도 안 좋은 부위가 없는 사람은 귀의 어디를 만져 봐도 말랑말랑하다. 아프지도 않다.

그래서 한국 사람들은 귀를 만져주는 게 중요하다. 또한 한국 사람들의 코가 서양인들에 비해 작고 나빠져 있는 경우가 많아서 코 역시 자주 만져주는 게 필요하다. 콧부리, 콧등 등을 골고루 만져줘야 한다. 사랑하는 사람끼리도 귀와 코를 자주 만져주자.

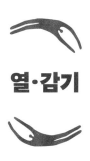

열·감기

| 열을 내리는 방법 |

심장이 빠르게 뛰면 열이 날 수 있다. 그게 원인이 아니라면 보통 열은 간이 더워져서 생긴다. 그래서 열을 내리는 좋은 방법은 나무 밑에 가 있는 것, 식초나 새콤한 과일을 먹는 것, 발에 찬물을 부어 식히는 것 등이다. 이런 방법들이 도움이 된다.

열이 오르는 사람의 심장 부위(왼쪽 가슴)와 간 부위(오른쪽 옆구리)를 각각 손바닥으로 덮어준다.

소금과 커피를 한꺼번에 먹인다. 소금은 오행으로 수에 속하고, 반대로 커피는 화에 속한다. 소금의 짠맛과 수기는 뼈속의 열을 내리고 커피의 쓴맛과 화기는 피속의 열을 내리는데 두가지를 함께 하여야만 빠르게 열을 내릴 수 있다.

감염이 원인이 돼 발생한 열은 몸이 싸워서 이기도록 내버려 두는 게 좋다. 이때 몸이 열과 싸우는 데만 집중할 수 있도록 밥을 먹지 않는 게 낫다. 열과의 싸움은 눈에 보이는 혈이 아닌 눈에 보이지 않는 기가 하는 일인데, 밥을 먹으면 소화시키느라 많은 기가 소모되기 때문이다.

열이 높을 때 차가운 물수건으로 몸을 닦아 고열을 식혀주어야 한다.

| 감기와 수분의 상관 관계 |

인플루엔자 바이러스가 체내로 들어오면 코 점막 등에서 수분을 계속해서 증가시킨다. 그래서 감기에 걸리면 콧물량이 많아지고 훌쩍거리게 되는 것이다.

감기 균은 건조한 곳을 좋아하고 습기에는 약하다. 겨울에 감기 환자가 많아지는 건 이런 이유 때문이다. 메르스처럼 아예 건조한 곳에서 생긴 균은 퇴치하기가 힘들다.

감기에 잘 걸리지 않는 것은 면역력이 강해서이겠지만, 다른 이유 때문일 수도 있다. 예를 들어 평소 긴장도가 높은 사람은 감기에 잘 걸리지 않는다. 긴장도가 높으면 목근육이 긴장돼 뻣뻣할 것이고, 이 때문에 물을 마시게 된다. 수분이 충분하므로 감기에 잘 걸리지 않는 것이다.

근육에 계속해서 수분이 공급되면 근육이 노화되지 않고 잘못되지 않는다. 반면에 근육량이 많지 않은 사람이 물을 많이 마시면 불필요한 수분량이 많아지게 돼 해로울 수 있다. 근육운동을 하는 사람이라면 충분한 수분을 섭취해야 한다.

독일에서는 어린이 감기 환자가 병원에 가면, 부모의 보살핌이 부족하다고 야단을 친다고 한다. 그리고 더운 물수건에 아로마를 뿌려 얼굴에 덮어주는 것으로 치료를 대신

한다고 한다. 여기서 중요한 건 그들은 아로마를 사용하긴 해도, 적절한 방법을 모른 채 많은 종류의 아로마 향을 뒤섞어 쓴다는 것이다. 그래서 요즘은 각종 아로마 향의 특성에 따라 사용법이 구분되고, 그에 맞게 제품이 개발돼 있다. 우리나라에도 이런 제품들이 많으므로, 목적에 맞게 활용한다면 도움이 될 수 있을 것이다.

| 감기와 심부 냉기의 열 |

감기와 몸속 깊이 차가워져 그 냉기를 몰아내려고 난 열은 땀을 내서 내보내야 한다. 기침은 몸 안에 냉기(冷氣)와 탁기(濁氣)가 가득 쌓여서 배출하는, 일종의 표현이다. 몸 안에 냉기와 탁기가 있다면 땀으로 내보내는 것도 좋은 방법이다.

음식으로 해결하는 방법 중 콩나물이나 북어 같은 해독 작용이 강한 음식이 좋다. 또 복매운탕처럼 좋은 단백질로 해독 작용을 하여 간에 도움을 주는 것도 좋다.

계속해서 긴장하는 근육을 해소하려고 물을 자주 마시다 보면 오히려 몸이 더 차가워질 수 있다. 물론 물이 간을 돕긴 하지만 그보다 먼저 신장부터 돕는 역할을 하기에, 신장의 사구체(絲球體, 신장을 구성하는 모세혈관 다발)에서 노폐물을 빨리 체외로 배출시킬 수 있도록 도와준다.

물과 같이 수(水)에 속하는 소금 또한 직접 수의 장기인 신장과 방광에 작용하는데, 소금은 바닷물처럼 적절한 온도를 유지시켜 주는 한편, 이미 차가워진 것을 더더욱 차갑게 유지시키는 역할도 한다.

특히 냉기가 쌓여 병이 된 적(만졌을 때 움직이지 않고 딱딱한 덩어리)이나 비만은 암 환자들에겐 더 해롭다. 그런 까닭으로 소금을 쓸 때는 특히 조심해야 하고 죽염이나 효소염, 간장게장, 젓갈 같은 형태로 잘 갈무리해서 먹어야 해가 되지 않는다. 비만 환자라면 소금을 쓰지 않는 무염식도 효과가 있다.

소금이 물과 다른 점은 간을 직접 돕지 못해도, 같은 수의 성질인 단백질과는 합이 잘 맞는다는 것이다.

우리 몸에서 소금의 조절은 항상 중요한 문제이다. 가능한 한 적은 소금으로 살려면 호흡, 운동 같은 방법으로 체온을 유지하는 것이 좋다. 아마도 소금이 전혀 필요 없는 사람이라면 신의 경지에 도달한 도인이지 않을까 싶다.

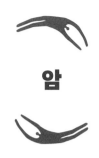

암

| 암이란 무엇일까 |

지금은 나았지만, 몇 년 전에 암에 걸린 적이 있다. 암은 정확히 무엇인가. 현재까지 알려진 암의 정의는 '모른다'가 답이다. 물론 차선으로 수많은 의학적 견해의 답은 있을 수 있지만.

우리 몸의 암호가 DNA라는 걸 통해 전달돼 현재까지 왔다면, 병이 인체 내부 자체의 문제일 수는 없다. 결국 외부에서 어떤 강력한 양기 덩어리나 화학물질(화학물질도 강력한 양기긴 하지만) 같은 양기들이 인체 내로 들어왔고, 인체는 음으로 양을 상쇄시키거나, 무엇과 무엇을 결합시키는 방식으로 병 덩어리를 밖으로 배출시켜 버리고 살았을 것이다.

그런데 현대에 들어서 DNA에 기록되어 전달된 그 어떤 정보로도 해결할 수 없는 물질들이 자꾸 만들어지고 있다. 예를 들어 다이옥신 · 카드뮴 · 방사능 같은 건데, 이런 것들은 그 자체만으로도 문제지만 더 큰 문제는 이것들과 결합해서 더 나쁜 것을 만들어 내는 몸속의 어떤 기운들이 생겨버렸다는 점이다.

인간 스스로 지은 업보 혹은 죄업 때문일까. 보통의 인간이 한계상황에 처하면, 종교 또는 선악적 관점으로 당장의 문제를 접근하려고 한다. 과학적 사고방식으로는 이런 관점을 인정하기보다 좀 더 사실적이고 눈에 보이는 객관적인 답을 찾으려 하겠지만.

만약 사람이 착한 마음을 먹었다고 치자. 그러면 몸이 어떻게 반응할까. 또는 스트레스를 받았는데 어떤 반응이 나올까. 이를 수치로는 도저히 계산할 수 없으니까 착한 마음이 중요하다, 스트레스가 없는 게 낫겠다, 적당한 스트레스가 있는 게 더 낫다 등등과 같은 말들이 나오는 것이다. 물론 엄밀히 말해 암의 발생에는 스트레스의 영향도 크다고 본다.

옛날에도 분명 암은 존재했을 것이다. 지금처럼 암환자로 넘쳐나진 않았을 테고, 또 암에 걸렸다는 자각조차 없이 죽어간 사람도 많았을 테지만. 무엇보다 평균 수명부터 시작해 여러 가지가 현대 사회와는 무척 달랐을 것이다. 특히 스트레스 부분이 그러하다. 과거와 현대의 모든 조건을 비교했을 때 가장 많이 다른 건, 과거가 훨씬 자연에 가까운 삶을 살았을 것이라는 사실이다.

암에 좋은 음식들은 대부분이 영양가보다는 기에 좋은 음식이다. 그 중 대표되는 것이 인삼과 마늘이다. 흔히 면역력에 좋고 항암 성분이 들어 있다는 음식들은 혈보다는 기에 좋다.

암에 걸렸거나 암이 아니더라도 병에 걸린 사람은 무엇

보다 그때그때 몸 상태에 맞는 음식을 잘 가려 찾아 먹는 게 중요하다. 환자의 몸 상태를 꼭 병명만으로 알 수 있는 건 아니고 몸이 추운가, 열이 있는가, 심리적으로 어떤가 등으로도 알 수 있다. 그래서 이 같은 내 몸 상태를 잘 이해하고 배려해야 한다. 별 증상이 없으면서 병명만 있는 사람이라면, 몸이 당장 표현하는 요구를 더욱 더 잘 이해해야 한다.

서양의학에서 암환자를 치료할 때는 경험 처방으로써 비슷한 유형의 환자의 관례를 따르는 편이고, 그걸 알 수 없을 땐 저염 소식을 기본으로, 영양제와 소화제 등을 첨가하여 처방한다.

하지만 전통적 방법으로 접근하는 경우 서양의학과 달리 항암식품에 대한 고찰과 연구가 필요하다고 본다.

암환자의 보양식으로는 청둥오리 수컷에 금은화 등의 약재를 넣어 다린 것이 있다.

| 암환자와 기의 소실 |

젊은 부부가 있었다. 서로 사랑하고 의지하며 아름답게 살던 부부였다. 이 부부는 결혼 후 얼마간 행복한 나날을 보냈으나, 아내가 말기암 선고를 받게 되었다.

병원에서는 6개월밖에 못 산다는 진단을 받았지만, 남편의 극진한 간호와 아내의 인내심으로 병원에서 진단받은 기간보다 3년 이상 더 살고 있었다.

이들의 당면 문제는 아내가 지나치게 여윈다는 것이었다. 그런대로 삶을 영위하며 병을 버티고는 있었지만, 아내는 날이 갈수록 점점 더 말라갔다.

남편은 아내의 말라가는 모습이 안타까워 아내가 원하는 모든 음식을 차려주었다. 아내 또한 항상 음식을 찾았고, 몸에 좋은 음식을 먹고자 노력했다. 남편은 그런 아내를 위해서 음식을 준비하는 일을 한시도 게을리하지 않았다.

그러나 몸에 음식이 들어가는 만큼 아내의 기가 채워지지 않았다. 다시 말해 음식이 들어가서 혈이 되어 다시 살이 찌려면, 몸에 있는 기분과 마음 또한 그만큼 좋아져서 기와 혈 스스로 균형을 맞춰 줘야 하는데, 아내의 마음은 음식을 받아들일 만큼의 기를 채워주지 못했다.

사실 부부는 사랑이라는 형식으로 잘 버티고 있었지만, 실제로는 아내가 정신과 마음으로 어떻게 기를 보충해야 하는지 몰랐던 것이다. 결국 부인은 어느 날 갑자기 음식을 삼키지 못하고 영양실조에 의한 심장마비로 사망하게 된다. 그 원인은 다름 아닌 부부의 다툼이었다.

왜 다투게 됐던 걸까. 몇 년간 잘 지탱해오던 부부관계는 마지막 남은 재산문제를 정리하는 과정에서 깨어지고 말았다. 서로 이견이 생겨 대립하고 싸우게 되면서 급기야 아내는 기분을 망쳤고, 그로 인해 많은 기를 소실했으며, 그렇게 소실된 기만큼 혈이 보충되지 못함으로써 결국 영양실조로 사망하게 된 것이다.

기가 채워지는 것은 풍선에 바람을 넣는 것과 같아서, 채워지려면 오래 걸리고 소실되는 것은 한순간이다. 간혹 기가 순간적으로 채워질 때가 있다. 기가 채워져 잃었던 건강을 회복하는 것이다. 우리는 그걸 '기적'이라고 부른다.

| 암 치료 시 위장 기능의 중요성 |

지나치게 생각이 많고 걱정이 많고 심려가 가득한 암환자가 있었다. 이런 경우에는 암을 극복하기가 쉽지 않다. 앞서 설명한 것처럼 긍정적인 기가 넘쳐야 음식을 먹었을 때 혈로써 채워질 수 있기 때문이다.

사람은 지나치게 예민하면 그만큼 칼로리와 에너지를 많이 소모하게 된다. 젊은 사람들은 모르지만 나이 든 사람들은 안다. 많이 걱정했을 때, 많이 힘들었을 때, 마음을 썼을 때가 운동을 할 때보다 훨씬 더 많은 체중이 빠지고 몸이 마를 수 있다는 것을 말이다.

동물의 세계에서도 마찬가지로 체구가 크고 뚱뚱한 동물은 비교적 둔하고 예민하지 않으며 심사숙고하지 않고 단순한 경우가 많은데, 사슴같이 마른 동물들은 예민하고 뭔가 걱정과 근심이 많다.

암은 일종의 소모성 질환이므로 체중이 빠지는 것을 방지하기 위해 생각을 줄이고, 걱정 근심을 하지 않도록 노력해야 하며, 좀 더 대담한 성품이 되어야 고칠 수 있다.

암은 소모성 질환인 만큼 과도한 음식을 섭취하면 암세포에게 영양을 공급할 수 있기 때문에 주의하는 게 좋은데, 음식을 적게 먹으면서 지나치게 상심하고 많이 생각해 에너지를 소모하면 더 마르게 될 것이다. 그렇게 되면 결국 면역력이 약화돼 질병에서 벗어나지 못하게 되는 것이다. 따라서 암환자를 치료하는 첫걸음은 걱정과 근심을 하지 않게 해주는 것이다.

암을 치료하는 데 중요한 것이 위장의 기능이다. 암에서 완치한 사람들을 살펴보면 암 증세가 아무리 위중했다 해도 위장이 비교적 튼튼했던 걸 발견할 수 있다. 위장에 냉기가 침범하지 않았고 위장이 제 기능을 다하면 살아갈 수 있는 확률이 높지만, 만약에 위장이 제 기능을 하지 못해 음식물을 소화하지 못하고 먹지 못한다면 몸 전체를 통제할 수 없게 돼 생존 확률이 낮아지게 되는 것이다.

그렇다면 어떻게 해야 위를 튼튼하게 할 수 있을까. 위장경락을 튼튼하게 하려면 위장경락이 흐르는 발가락서부터 허벅지까지의 운동을 많이 해주는 것이 관건이 될 수 있다. 그런 측면에서 어떤 산에서든 환자들을 많이 걷게 하고, 과도한 생각을 줄이는 것이 올바른 치료방법이다. 실제로 많이 걷고 움직이고 계속 활동하면 중한 병을 앓던 사람도 완치되는 경우가 많다. 반면에 자신이 환자라고 생각해서 웅크리거나 쭈그리고 있고 누워있는 사람들 중에서는 완치 확률이 높지 않은 게 사실이다.

5분을 걷고 쓰러지더라도 걸을 수 있다는 믿음과 실천이 필요하다. 걷게만 되면 살아날 가능성이 높아지는 것이 암이다. 그렇기 때문에 산골로 들어가 하루 종일 걷는 사람들이 살아나는 것은 당연한 이치인 것이다.

| 암과 체온 유지, DNA 변형 |

요즘 체온을 높여주는 온열요법이 유행이다. 모든 질병

의 원인이 몸이 냉하고 저체온증에서 생기는 것이 많다고 생각해서인 듯하다. 맞는 말이다. 모든 병의 원인은 아니지만, 상당수가 저체온증을 원인으로 하는 건 사실이기 때문이다.

암을 예로 든다면, 암에 걸린 부위는 신체의 다른 부위보다 훨씬 차갑고 따뜻하지 않다. 심장이 암에 걸리는 경우가 극히 드물다는 것을 보면 알 수 있다. 심장은 항상 펌프질을 하기에 일정한 체온을 유지하고 있어서 암에 걸리지 않는 것이다.

인체의 장기 어느 곳이든 혈액순환이 안정적이지 않아 정상체온보다 낮다면 암에 노출될 수 있다. 저체온증이 암의 원인이라고 과학적으로 규명된 바는 없어도 암 발생에 영향을 주고 있다는 점만큼은 짐작할 수 있다.

히포크라테스는 음식과 약물 등 무엇으로도 치료되지 않은 병을 열로써 치료할 수 있다고 했다. 열이 나면 몸에 땀이 나서 체내 불필요한 물질을 몸 밖으로 배출시킬 수 있다. 그래서 열을 적절히 활용하면 몸이 자연적으로 건강 문제를 해결할 수 있다고 믿었다. 그의 말은 온열요법의 이론적 바탕이기도 하다.

그렇다면 왜 우리 몸은 차가워지는 걸까. 내가 생각하는 저체온증의 주요 원인은 강력한 소염제이다. 그중에서도 스테로이드제이다. 염증이 일어나면 혈관이 확장되고 투과성이 증가돼 많은 면역세포가 염증 부위로 이동하게 된다. 그러면 과도한 면역 반응이 일어나서 해당 부위가 손상돼 결과적으로 염증이 더 악화된다.

소염제는 발갛게 부어오르는 염증 부위 혈관의 확장과 투과성을 낮춰서 염증을 완화시키는 기능을 한다. 스테로이드가 함유된 소염제는 이 기능이 훨씬 더 강력하다. 초기에는 염증을 빠르게 완화시키지만 장기간 사용 시 오히려 악화되고 자연적인 면역력이 억제되는 등의 부작용이 있다. 그래서 스테로이드성 약품을 여러 번 반복하여 사용하면 결국 중증의 피부질환으로 발전할 수 있다.

발열이 무조건 안 좋은 건 아니다. 앞서 말한 것처럼 염증으로 인한 발열은 면역 반응의 일환이다. 그런데 염증 악화를 막기 위해 소염제를 사용하면 염증을 억제할 수 있어도 필요한 체온 상승까지 막을 수 있다. 발열을 통해 세균과 싸워야 하는 데 방해가 될 수 있다. 이런 차원에서 본다면 과도한 소염제, 특히 스테로이드제의 사용은 질환의 궁극적 회복에 도움이 되지 않는다. 소염제를 안 쓰는 것, 특히 스테로이드제를 안 쓰는 것이 암을 포함한 질환과 멀어지는 좋은 방법일 것이다.

그렇다고 해서 암을 포함한 질환 발생의 원인을 소염제라고 단정하는 건 아니다. 특히 암의 발생 원인에 가장 근접한 이론은 DNA의 불안정화이다.

인간의 DNA는 자기가 원하는 환경에 놓여 있을 때 원활하게 생명력을 유지해주는 역할을 한다. 만약에 DNA가 혼란스러워진다면 인체에 뭔가 낯설고 새로운 변화가 나타나게 될 것이다. 일반적인 속도보다 더 빨리 세포가 성장·분열될 수 있고, 이는 결국 악성 종양으로 발전한다. 이것이 암이다. DNA가 비정상적으로 변형되는 걸 막으려면 가장 자연 친화적인 환경에서 인체가 본래 가지고 있는 생태학적 활동을 유지하는 게 좋지 않을까.

그렇기에 많은 암환자들이 암 발병 후 시골로 낙향하여 생활하고 있다. 현대의학으로 고칠 수 없는 3기, 4기 말기 암 환자들 중에 완치된 이들은 뛰어난 의학 기술이 아닌 자연 친화적 환경 덕분에 암을 고쳤다고 말한다. 농약 등이 있는 오염된 시골이 아니라 도회지와 좀 더 멀고 오염되지 않는 깨끗한 시골을 말한다.

도회지의 환경은 애초에 인간의 DNA가 선호하는 환경은 아니다. 도회지는 인간의 DNA를 교란시키고 안정적이지 못하게 만들 수 있어, 인간의 DNA가 원하는 환경으로 돌아갔을 때 질병에서 치유될 수 있는 것이다. 암의 치유 가능성이 높아지는 것, 아토피 환자들이 단순히 시골로 이사하기만 해도 증상이 좋아지는 것도 이러한 이유 때문이다.

깨끗한 물과 공기와 자연식은 몸의 근본적인 힘을 회복시키는 데 도움이 된다. DNA를 안정시켜주는 물질들은 오래 묵은 된장, 간장, 간장게장에 많이 들어 있다.

| 암환자의 플라시보와 노시보 |

K씨는 지나치게 똑똑하고 많이 배웠으며 자기 프라이드가 강했다. 흔히 말하는 KS마크와 같았다. 명문 고등학교와 명문 대학교를 졸업한 엘리트로서 모두가 선망하는 회사에 입사하여 승승장구하여 계열사의 CEO까지 맡을 정도로 출세했다. 그의 인생에 좌절이란 없었는데, 처음으로 찾아온 좌절이 암이라는 질병이었다.

암에 걸린 후 그는 도저히 이해할 수가 없다고 했다. 그의 상식으로는 자신이 암에 걸릴 이유가 없었다. 그는 항상 스트레스 해소를 위해 적절한 운동과 취미생활을 즐겼고, 필요하다면 약물치료를 받았다. 또한 유해한 환경호르몬과 공해를 멀리했다. 유전적으로도 가족력이 없어 건강한 신체를 물려받았다고 믿고 있었다.

K씨는 모든 것을 자기 의식적으로 주관하려고 했다. 그는 무의식적 기제를 작동시켜 질병을 고칠 수 있다는 것을 인정하지 않았고, 의식화되고 자신이 배우고 아는 방법으로 병을 고치려고 노력했다. 그래서 가장 유명하고 가장

신뢰할 수 있는 곳들을 찾아다녔고, 그곳들에서 실패를 겪었다고 나에게 말해주었다.

그가 유명한 인물이나 방법을 선호해 이곳저곳을 떠돈 이유는 그에게 셀레브리티 워쉽 신드롬(CWS : Celebrity Worship Syndrome)이 있었기 때문이다. 이 신드롬은 특정 유명인에 과도하게 집착하고 우상시하는 심리를 말한다. 요즘 현대인들은 유명하고 사회적으로 많이 알려진 것에 신뢰감을 가지는데, 그런 측면에서 유명하지 않은 의사가 이런 환자를 도와준다면 어려움을 겪을 수 있을 것이다.

환자들의 치료에 영향을 주는 심리 중 플라시보와 노시보 효과가 있다. 플라시보(Placebo Effect)는 잘 알려진 바와 같이 환자에게 큰 효과가 없는 무해한 약이나 치료인데, 좋은 효과가 있을 거라고 믿는 심리를 말한다. 노시보(Nocebo Effect)는 그 반대 개념으로, 해가 안 되는 치료법이나 약임에도 불구하고 안 좋은 효과가 날 거라고 두려워하는 심리를 말한다. 의사가 괜찮은 치료법과 약을 소개해도 환자가 좋지 않을 거라고 두려워하는 게 노시보 효과로, 앞서 얘기한 K씨처럼 소위 많이 배우고 똑똑한 사람들이 노시보 효과를 겪는다.

예를 들어 나이가 50세가 넘은 건장한 남자에게 가장 무서워하는 것이 무엇이냐고 물어봤을 때 쥐라고 대답하는 경우가 많다. 쥐가 그렇게 무서운 것일까. 캄보디아 등과 같은 동남아시아권 나라들에서는 아이들이 쥐와 놀기도 하고 쥐를 잡아서 요리하여 팔기도 한다. 한 마디로 쥐를 두려워하지 않는다. 그런데 50세가 넘은 건장한 남자가 왜 쥐를 무서워하는 것일까. 그 원인은 그가 받았던 교육 때문이다. 어렸을 때 교육으로 쥐는 페스트라는 무서운 질병을 옮기는 숙주로 인식돼 있는 것이다.

이런 식으로 누군가의 머릿속에 가장 무서운 병은 에이즈일 수 있고, 또 다른 누군가는 암이 가장 무서운 병일 수도 있다. 공부를 많이 해서 지식을 많이 알고 있는 사람일수록 부정적 감정에 기인한 노시보 효과에 걸려 있는 경우가 많다. K씨처럼 말이다.
노시보 효과에 걸리기보다는 플라시보 효과에 노출되는 것이 의사들이 환자를 치료할 때 도움이 되지 않을까.

| 암, 기혈의 균형이 중요 |

내가 암에 걸린 후 암을 다스리면서 느낀 점을 정리해 보았다.

암은 절망적인 생각에 빠져 있거나 나을 거라고 지나치게 기대했다가 실망하기보다는 꾸준하게 관리하는 것이 필요한 병이라 생각한다. 특히 중요한 것은 기혈의 균형을 잡아주는 것이다.

현대 의학의 관점에서 일반적으로 암을 분별하는 방법은 다음과 같다. 작은 선종의 상태를 1기, 조금 더 커진 상태를 2기, 임파 등으로 전이되고 있다면 3기, 다른 장부로 전이 되었다고 하면 4기로 본다고 한다.

동양 의학의 관점에서는 삼초경이 나빠질 때 기의 흐름이 원활하지 않는 것이 원인이며, 이때는 전신의 경락을 따라서 빠르게 나빠질 수 있는 상태이므로 기의 흐름을 안정시키는 방법이 우선이다.

교감신경을 자극하는 소금 등을 삼가하고 기도와 신앙 생활 등 기를 안정시켜주는 수행적 생활 습관을 갖는 것이 유리하다. 심포경이 나빠져서 오는 혈의 병으로서의 암은, 어느 부위에 생기든 진행이 빠르지 않은 특성이 있다.

식이요법과 운동 등으로 관리하는 것이 좋다.

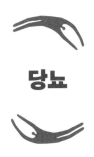

당뇨

| 당뇨병과 원기 상실 |

현대 사회 성인들의 가장 큰 고민이 당뇨병이다. 우리나라에서도 많은 사람들이 당뇨병으로 인해 고민하고 있다. 당뇨병은 한번 걸리면 쉽게 완치되기가 어렵다.

일반적인 유전적 측면을 빼고, 한국 사람들에서 가장 큰 발생 원인은 선천적으로 타고난 원기의 상실이다. 혈이 부족해서 발생하는 게 아니다. 몸의 영양소 또는 몸에 필요한 어떤 에너지들이 부족해진 것이 아니라, 선천적으로 타고난 원기가 빠져나가서 채워지지 않기에 발생하는 것이다.

원기가 상실되어서 급속도로 기운이 빠지고 힘이 없어질 때, 그 빠져나간 원기를 대신하여 탄수화물(포도당)을 원기 대신 힘으로 사용했기 때문에 그 습관으로 몸이 점점 더 망가지는 것이다.

우리 몸에서 사용할 수 있는 당은 여러 가지지만, 현대인들은 대부분 탄수화물을 통한 포도당이나 설탕을 직접 섭취하여 포도당을 흡수하는데 이것이 큰 문제다.

옛날 사람들은 현대인들만큼 당을 섭취하기가 어려웠기 때문에 지금처럼 크게 당뇨병이 문제가 되진 않았다. 그러나 대부분의 현대인이 당을 얻는 방법은 옛날 사람들보다 훨씬 더 열악하다. 단맛 나는 음식을 선호하면서 당 섭취량이 과거에 비해 높아진 것도 큰 문제이다.

당뇨병의 위협에서 벗어날 수 있는 올바른 방법은 기가 높은 음식을 먹어서 원기를 채우는 것이다. 기가 높은 음식이란 대체로 육류다. 그런데 원기가 빠져 있는 사람은 이미 소화 기능이 약해져 있어서 육류를 소화시키기가 어렵다. 또한 육류 자체가 가진 여러 특성 때문에 여타의 다른 문제를 야기시킬 우려가 있다. 그래서 육류보다는 기가 높은 식물을 찾아서 섭취하는 게 좋은데, 그중에 적합한 것이 인삼이다.

인삼은 다량의 사포닌을 함유하고 있다. 인삼 외 다른 식물에도 사포닌이 많이 들어 있다는 것이 밝혀져서, 인삼에 함유된 사포닌은 '진세노사이드'라고 이름을 바꾸어 부르고 있다.

사포닌은 '숲(Soap)'에서 나온 말이다. 즉, 비누라는 뜻이다. 인삼의 진세노사이드는 마치 비누처럼 물과 만나면 거품을 만든다. 그렇다고 세정 작용을 하는 건 아니고, 물과 기름과 동시에 친한 성질이라서 췌장에 있는 랑게르한스섬에 끼어 있는 굳은 지방과 결합해 체내 흡수를 억제하는데 도움을 준다. 이런 효과를 만드는데 인삼이 가장 적합하지만, 인체에 두 시간 정도 간격으로 사포닌을 공급해야 하는데, 현실적으로 쉽지 않다.

사포닌, 진세노사이드, 유화제 성분이 있는 식품이 좋다.

몸에 남아서 굳은 기름이 되는 포화지방, 트랜스지방을 멀리하도록 한다.

췌장 랑게르한스섬에 끼어 있는 굳은 지방과 또 다른 여러 가지 장애 요인들을 없애줄 수 있는 벌나무, 헛개나무 등 특정한 나무의 목질이나 열매, 줄기 속에는 지방을 녹이는 성분들이 들어 있다. 동충하초나 버섯 등에도 그런 성분들이 들어 있어서 현대인들이 건강식으로 애용하고 있다. 물론 그것만으로 당뇨병을 현저히 좋아지게 할 수는 없다.

단백질이 사구체에 쌓이면 신장이 망가질 수 있다. 당뇨병을 가지고 있으면서 부득이 단백질이 포함된 음식을 먹어야 한다면 발효된 식품과 북어, 실크단백질, 동충하초, 버섯류 등이 도움이 된다.

당뇨병을 현저히 좋아지게 하는 방법은 앞서 말했듯 원기를 채워주는 것인데, 가장 손쉽게 구할 수 있는 식자재가 숙성되거나 발효된 마늘이다. 일반 마늘은 익혀 먹는 과정에서 대부분의 기가 사라지고 영양소만 남게 되는데, 생마늘은 많은 영양소와 더불어 출중한 기를 포함하고 있다.

옛날 우리 조상들은 김치를 담가 먹음으로써 생마늘을 먹었다. 우리 조상들이 먹던 옛날 방식의 김치가 당뇨병에 가장 좋은 음식이다. 김치 중에서 고전적인 백김치가 있는데, 그것이 당뇨병에 가장 좋다.

고조선 시대에는 순무에 마늘을 덧붙여서 먹었는데 그것도 좋은 치료제이나, 최근에는 깍두기와 같이 일반 무와 마늘을 섞은 형태로 변했다. 이 역시 좋은 음식이다.

그러나 일반적으로 채소를 먹어서 허기짐을 채우기는 부족하다. 허기를 채우려고 단 것을 자꾸 찾게 되는데, 그때 가장 좋은 음식이 육포나 어포이고, 어포 중에서 명태포가 가장 좋은 선택이다.

자신의 체질에 맞는 과일을 찾아보고, 자신의 체질을 잘 모르겠다면 어머니가 임신 중에 먹었던 과일을 중탕하여 음용한다.

음식을 제외하고 당뇨병을 고칠 수 있는 방법 첫 번째는 꾸준히 운동을 하는 것이다. 무릎과 고관절 사이에 있는 대퇴부 허벅지 앞뒤 부분을 운동하는 방법인데, 여기에 해당하는 것이 걷기와 등산이다. 어떤 운동을 하더라도 무리가 가지 않으면서 꾸준하게 하는 것이 최선의 방법이다.

규칙적으로 계단 오르기 등을 통하여 허벅지의 앞뒤를 운동한다.

두 번째로 할 수 있는 것이 심리요법이다. 심리요법 중에 가장 중요한 것은 화를 잘 내는 것이다. 화를 마구잡이로 내거나 아예 내지 않는 게 아니라 올바른 방법으로 화 내야 한다.

화를 잘 내야 하는 이유는, 화나는 일을 안으로 삭혔을 때 원기가 상실되기 때문이다. 화를 내서 기를 쓰면 그건 다시 채워지지만, 화를 내지 않고 안으로 삭인다면 그로 인해 원기가 채워지지 않는 현상이 일어난다.

물론 화나는 일이 없고 마음 불편한 일이 없는 게 더 최선일 것이다. 그러나 현실적으로 불가능하기에 어떻게 하면 화를 잘 낼 수 있는 것인지를 많이 고민해야 한다.

대부분의 환자들은 당 수치를 보고 일희일비하는데 그보다는 몸의 상태를 보는 것이 치료 원칙이다. 몸의 기본 상태를 좋게 만들면서 수치를 함께 보는 것이 정답이다.

| 당뇨와 꿀, 과일 |

당뇨병 치료에 좋은 꿀이 도움이 될 수 있다. 모든 당뇨병에 해당하는 것은 아니고 비장·위장, 특히 췌장이 망가져서 생긴 당뇨병에 효과가 있다. 꿀은 면역력 강화, 염증반응 약화 등에 도움이 될 수 있다. 다만 꿀에 함유된 당이 단순당 형태이고, 당뇨병 자체가 과도한 당 섭취가 문제가 되는 병이므로 적절한 섭취량을 지키는 게 필요하다.

10년 전쯤에 여성잡지 「퀸」에서 꿀이 당뇨에 좋다는 특집기사를 낸 적이 있다. 표지에 크게 제목을 써 붙이고 한의사도 인터뷰하여 특집으로 다뤘는데, 너무 많은 항의전화와 문의전화로 인하여 그 특집을 이어나가지 못했다. 그만큼 사람들은 당을 무조건 좋지 않은 것으로 생각하고 당을 섭취하면 당뇨병이 더 나빠진다고 믿는 것이다. 그러나 꿀과 과일은 당뇨병 치료에 도움이 될 수 있다.

십여 년 전 피지 대통령 부부의 초청으로 피지를 방문했을 때의 일이다. 그때 나는 과일로 당뇨병을 고친 사례로 CNN 방송 인터뷰를 한 사람을 소개받았다. 그는 당뇨병 환자와 궁합이 맞는 과일을 찾아내서 그 과즙을 끓여 환자에게 먹이는 방법으로 당뇨병을 고쳤다고 한다.

진화론적으로 얘기한다면, 인간이 침팬지에서 인류로 진화한 것이 3백만 년 전쯤이라고 한다. 그때 먹었던 인간들의 음식이 인간의 DNA에 영향을 주고 지금의 인류를 만들어 냈다고 할 수 있다. 그때 먹었던 음식들은 과일과 채소와 육류, 어류일 것이다. 아마 접하기 편한 과일이 주식이 되었을 것이고, 가끔 고기를 먹지 않았을까.

과학자들이 최초의 인류가 아프리카에서 탄생했다고 생각하게 된 이유는 육류를 먹기보다는 과일을 먹기가 훨씬 손쉽다고 생각했기 때문일 것이다. 지금도 아프리카나 아열대 지방 사람들은 과일을 주식으로 하는 경우가 많다. 그들이 개화해서 카사바 등의 탄수화물이 든 곡류나 야채류를 먹는 게 사실이지만, 애초의 인류는 주로 과일을 먹고 그 과일을 기반으로 진화했다고 볼 수 있다. 과일을 먹고 진화한 인간들이 북쪽으로 이동하여 결국 육류를 먹게 되었을 수 있고, 부족한 영양분을 야채와 채소로 섭취했을 것이다.

오래전 인류가 먹었던 곡류는 잘 익히지 않은 상태일 것이고, 소량이었을 것이다. 지금처럼 다량의 탄수화물을 먹지 않았을 것이고, 그렇게 섭취된 탄수화물은 체내에서 제 역할을 다했을 것이다.

세포생리학적으로 현생인류의 DNA 세포에서 중요한 것은, 세포의 겉면을 둘러싸고 있는 당사슬이다. 세포마다 다르지만 대개 하나의 세포당 수천에서 수십만 개의 당사슬이 있다고 하는데, 암환자나 당뇨환자 등 질병에 걸린 환자들의 세포에서는 당사슬이 파괴되었거나 변형된 경우들을 발견할 수 있다. 건강한 세포의 당사슬은 잘 보존돼 있다.

이런 점을 미뤄봐도 당이 우리 인간의 몸에 꼭 필요하다는 건 부정할 수 없는 사실이다. 세포를 보호하고 신호를 전달하며 우리 몸의 에너지원이다. 질병과 싸울 때도 에너지원인 당이 필요하다. 체내에 필요한 만큼의 당을 섭취하지 못하면 몸에 이상이 생길 수 있다.

예를 들어 요즘 아이들은 비염에 많이 걸린다. 노인들은 천식과 같은 병을 앓기도 한다. 비염과 천식은 둘 다 기도나 코 안의 점막세포가 약해져서 생기는 질병이다. 이 점막을 재생하는 영양소도 결국은 당이다. 점막을 재생하기 위해 필요한 당을 '만노즈(mannose)'라고 하는데 선인장, 알로에, 콩류, 버섯 등의 식물에 있는 당이다. 선인장을 섭취할 수 없지만 다른 식물들은 섭취할 수 있다.

그런데 선인장과 유사한 알로에의 경우, 만노즈를 포함해 다당류를 추출하면 시간의 흐름에 따라 소멸 혹은 변질되고 만다. 이런 점을 감안해서 추출 후에 빨리 저온 상태로 보관해야 한다. 알로에는 만노즈가 풍부하게 함유돼 있고 염증 완화, 면역기능 강화 등에 효과가 있으므로 만성적 염증에 시달리는 사람들에게는 아주 유익하다.

선인장을 먹을 수는 없지만 선인장 꿀을 먹는 건 가능하다. 선인장 꽃에서 꿀을 추출할 수 있는데, 이 꿀에 만노즈가 많은 건 아니지만 여러 유익한 성분이 있어 항산화 작용과 염증 예방에 도움을 준다. 그래서 손상된 점막세포 재생에 좋은 영향을 줄 수 있다.

상피세포의 점막 재생에 관한 연구는 오래전부터 활발하게 이뤄지고 있다. 특히 성장인자 EGF(Epidermal Growth Factor)에 대한 연구가 많다. EGF는 상피세포의 성장·재생을 촉진하는 단백질로, 손상된 점막세포가 회복되는 데 중요한 역할을 한다. 세포의 성장·재생을 촉진해주어 세포가 오래 살도록 돕고 상처 부위가 회복되는 데 기여한다. 이러한 역할 때문에 EGF를 함유한 상처 치유 연고, 화장품 등이 각광받고 있다.

| 당뇨와 명태 |

당뇨 환자 중에는 매우 마른 사람들이 있는데 동양의학적 관점에서 보면 이들은 신장의 기운이 약하여 단전에 열을 모으지 못해 체온이 저하된 상태의 사람들이다.

민간 요법에서는 이런 사람들의 체온이 내려갔을 때 소

금을 먹게 해서 일시적으로 체온을 올리는 방법을 사용하기도 했으나, 건강을 해치게 되는 경우가 많았다. 마른 당뇨 환자들은 열을 만들고 전달하는 기의 흐름이 충실하지 못한 상태이므로, 무조건 소금을 섭취할 경우 교감신경이 반응하고 인체의 활성도가 조급하고 빨라져서 더욱 마르게 될 수도 있다. 이들에게는 육류(고기)만큼 기가 높고 신장·방광과 심포삼초에 두루 좋은 마른 명태가 도움이 될 수 있다. 신장·방광이 나쁜 환자에게는 고단백의 흡수가 잘 되는 영양식이 가장 좋다.

신장·방광이 나빠서 신우염 등 문제가 생긴 환자들에게는 태반주사 등 고단백의 영양제가 필수적인 도움을 줄 수 있다. 민간요법으로 가장 좋은 것이 명태이다. 날 명태를 뜯어먹거나 국으로 끓여서 그 국물을 마시는 것이 가장 좋다.

명태가 없을 때는 콩나물국으로 대신할 수 있다. 콩나물국의 재료인 콩나물에 함유된 식물성 단백질은 세포 재생, 근육 성장, 면역력 강화, 피로감 회복, 해독작용에 효과가 뛰어나다.

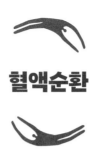

혈액순환

| 물과 혈액 |

지구에 존재하는 물(개울, 강, 바다 등)은 지구의 온도를 적절한 선으로 유지하는 데 기여한다. 마찬가지로 우리 몸의 혈액 역시 체온이 적절하게 유지되도록 조절하는 역할을 한다. 혈액이 온몸 구석구석에 이르도록 하는 것은 심장이다. 심장이 펌프 역할을 하여 혈액이 몸 전체에 도달할 수 있게 되는 것이다.

심장의 펌프 역할로 우리 몸 곳곳의 혈관은 혈액으로 채워져 있다. 손가락 끝을 바늘로 찔러 피가 나면 동시에 모세관현상이 작동해 피가 빠져나간 혈관의 공간을 메우게 된다.

모세관현상이란 액체 속에 모세관을 넣었을 때 관 속의 액체면이 외부의 액체면보다 높아지거나 낮아지는 현상을 말한다. 액체끼리의 응집력, 관 표면에 달라붙는 부착력 때문에 혈관이 찔려서 혈액이 빠져나가면 뒤쪽 혈액이 따라 올라오는 것이다. 그런 작용이 있기에 인체가 뭔가에 찔렸을 때 (급소가 아니라면) 곧바로 위험해지지 않는 것이다.

심장이 제 기능을 하지 못해(심부전) 모세혈관까지 혈액을 보내지 못한다면 뇌 속에 산소가 충분히 공급되지 못해 뇌가 손상되는 뇌경색이 발생할 수 있다.

| 지방분해와 혈행 |

혈액은 산소와 영양소를 우리 몸 곳곳으로 운반한다. 이 중 지방 성분이 과도하면 혈관 벽에 쌓여서 동맥경화, 고지혈증 등과 같은 질환을 유발할 수 있다. 혈액 속 중성지방과 콜레스테롤 수치가 높다면 반드시 수치를 낮춰야 한다.

혈액 속 지방을 분해해 혈행을 개선하는 성분들이 있다. 예를 들어 아보카도에는 지방 분해 효소인 리파아제(lipase)가 소량 함유돼 있다. 리파아제는 우리 몸에서 자연적으로 생성되는데, 파인애플, 아보카도와 같은 식물이나 요거트 등의 발효식품에 소량으로 들어 있다.

지방을 분해해 혈행을 개선하는 기능으로 인정받은 전통적인 식자재는 동충하초이다. 직접적으로 지방을 분해하기보다는 콜레스테롤과 중성지방 수치를 낮추는 데 도움을 준다고 알려져 있다. 이외에도 녹차, 마늘, 차가버섯, 생강, 귀리, 구지뽕나무, 황칠나무, 엄나무 등이 혈행 개선에 도움이 된다.

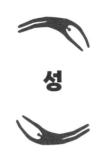

| 성 에너지와 비만의 상관 관계 |

중년의 부부가 서로 신뢰하고 사랑하며 성실히 살고 있었다. 생활하기에 부족함 없는 환경 덕분에 스스로 행복하다고 생각했다.

두 사람의 유일한 불만은 중년에 들어서면서 심하게 살이 찐다는 것이었다. 아내, 남편 모두 뚱뚱해졌다. 지나친 비만으로 인해 부부는 항상 성인병을 걱정하며 살게 되었다.

이 부부의 또 하나의 불만은 성관계 부재였다. 나는 두 사람이 성관계를 열심히 하지 않은 것이 비만의 원인 중 하나라고 생각한다. 성 에너지도 일종의 기로서, 적체되어 있으면 거기에 맞춰서 혈이 균형을 잡느라 살이 찌게 되어 있다. 기를 적체시키지 말고 풀어줘야 한다. 또한 오래된 기는 늘 새로운 기로 바꿔줘야 한다.

부부관계가 부족한 부부에게 찾아온 비만은 어찌 보면 불가분의 결과이다. 자주 둘만의 시간을 갖고 여행도 하며 스킨십을 하고 사랑해야 한다.

| 주기적인 정액 배출의 중요성 |

정액은 주기적으로 잘 빼줘야 한다. 정상적이고 건강한 남자한테는 정액을 외부로 배출시키는 게 아주 중요한 의미다. 주기적 배출이 안 된다면 그 에너지가 내면에서 잘 돌아가야 하는데, 그렇게 되지 못하면 결과적으로 임맥(任脈)과 독맥(督脈)을 막는 커다란 냉기가 되어 버린다.

우리나라 사람들, 특히 유교적인 가치관에 갇혀 사는 사람들이 건강하지 못한 이유 중 하나가 성관계의 중요성을 놓쳐서이기 때문이다. 서양은 성관계를 금기시하거나 은밀한 주제로 보지 않지만, 우리나라는 부부 사이임에도 불구하고 성관계에 대해 직접 말하거나 문제를 상의하는 걸 꺼린다. 그래서 성관계로 인해 몸의 기운을 건강하게 돌릴 수 없게 되고, 이 때문에 건강 문제뿐 아니라 관계에서도 문제가 발생한다.

| 성욕과 채식주의자 |

성욕이 없는 사람이라면 채식을 해도 좋다. 우리 주변에 채식하는 사람들이 많이 생기고 있다. 그들은 채식의 이로운 점을 홍보하고 채식이 병을 고쳤다는 얘기들을 많이 한다. 그러나 사람에 따라서는 채식을 하다가 결국 포기하고 육식을 하게 되는 사람들도 많다. 그 이유가 무엇인지 한 번 심도 있게 생각해볼 필요가 있다.

지구상에서 채식하는 사람들이 가장 많이 모여 있는 곳

이 인도이다. 인도에는 꽤 많은 숫자의 채식인들이 있다고 한다. 그것은 그들이 채식을 원해서라기보다 전통적으로 그들의 종교가 채식주의를 지향하고 있기 때문이라고 볼 수 있다. 인간에 대한 사랑이고 생명 존중 사상이 인도인들의 종교의 뿌리이기 때문이다.

불교의 경우에도 벌레라 할지라도 그 생명의 존귀함을 인정하여 해치지 않는다. 이것이 불교 사상의 핵심이다. 벌레나 짐승을 죽이지 못하는 사람이라면 사람에게도 해를 끼치지 않을 거라는 생각에서 나온 것이다. 작은 것이라도 생명을 존중하는 사람이라면 인간의 생명을 존중할 거라는 믿음인 것이다.

실제로 채식은 육식에 비해 다양한 이로움이 있다. 채식에는 육식에 없는 섬유소와 미네랄, 비타민 같은 영양소와 더불어 클로로필(chlorophyll)이나 안토시아닌(anthocyanin) 등과 같이 몸에 유익한 항산화제들이 많이 있다.

이러한 채식의 이점에도 불구하고 채식만 해서는 안 되는 사람들이 있다. 대표적인 경우가 신생아이다. 쌀죽을 쒀서 주는 경우가 있지만, 그것만으로는 영양가가 부족하다. 처음엔 쌀죽으로 시작하더라도 나중에는 잘게 다진 소고기와 야채 등을 첨가해 이유식을 만들어야 한다.

또한 모유 수유를 하는 산모도 채식만 해서는 안 된다. 모유 수유는 신생아의 성장에 중요한 영향을 끼친다. 채식주의자 중에 멸치 한 마리 안 먹고 모든 육식을 금하는 사람을 '비건'이라고 하는데, 비건주의자들이라도 모유 수유를 철저하게 지킨다.

두 번째 경우가 성장기 아이들이다. 성장기 아이들에는 채식, 육식을 골고루 먹여 영양소를 채워주어야 한다. 부모 자신이 비건이라고 해서 아이들에게 육식을 배제하고 채식 위주의 식단을 구성하는 건 아이 건강에 바람직하지 않다.

세 번째 경우는 성욕이 활발한 성인들이다. 채식만 하는 성인은 성호르몬을 만들 때 신장·방광의 에너지를 많이 사용하는데, 그렇게 되면 결국 몸이 냉해지게 된다. 성호르몬을 왕성하게 분비하는, 성욕이 왕성한 체질은 육식을 해야 한다.

그러므로 채식주의자란 성욕을 끊을 수 있는 사람을 얘기하는 것이며, 불교에서의 채식주의는 그것과 상당히 유관하다고 볼 수 있다.

| 결혼 후 남성의 신체 변화 |

우리말에는 풍채라는 말이 있다. 겉으로 드러나 보이는 사람의 모습을 일컫는 단어로, 지금은 잘 쓰지 않지만 예전에 어른들은 즐겨 썼던 것 같다.

풍채는 대체로 여자보다 남자에게 사용되었던 단어였다. 어릴 적 마르고 볼품없던 사내가 중장년에 이르러서 몸집이 커지고 우람해지며 튼튼해 보이면 풍채가 좋다는 소리를 들었다. 젊은 남자들은 결혼 후에 풍채가 만들어지는 것이 보통이다. 옛날 사람들은 대부분 사주 궁합을 보아 잘 맞는다는 결론이 나오면 혼인을 했는데, 궁합이 잘 맞으면 남자는 풍채가 좋아졌다.

결혼 후에 풍채가 만들어지는 이유는 무엇일까. 그것은

남자의 부족한 기를 아내가 채워줘서 남자의 기가 좀 더 강해지고, 그에 맞추기 위해서 혈이 채워지기 때문이다. 따라서 풍채를 좋게 하고 싶다면 부부는 성관계를 통해 기의 흐름을 건강하게 만들어야 한다.

풍채가 지나치면 비만이 되고 개기름이 흐르며 쉰 소리가 나온다. 위장에 병이 들 수 있다.

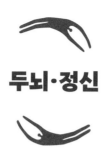

두뇌·정신

| 급함과 조급함의 차이 |

급함과 조급함은 비슷한 것 같지만 전혀 다르다. 급한 사람은 심장 기능이 나쁜 것이고, 흑백이 분명한 걸 선호하며, 빨리 일을 끝내버리고 싶어 한다. 이런 사람은 청소년기에 행동이 앞서는 특성이 있다. 친구들과 다툴 때 손부터 나가거나 욕을 내뱉기 쉽다.

반면에 조급한 사람은 신장·방광 기능이 나쁜 것으로, 일을 빨리 끝내지 못하고 생각만 앞서 나간다. 참을성이 없어 마음은 급한데 행동은 빠르지 않다. 그래서 조급한 성격의 배우자와 사는 사람은 답답함을 많이 느낀다. 꾸물 댄다고 책망해도 진행되지 않는다. 조급한 사람은 스스로 다혈질이고 급한 성격이라고 생각하지만 그렇지 않다. 다혈질이거나 행동이 빠르거나 하지 않는다. 그래서 답이 없는 조급함이다.

어딘가에 가야 할 때 심장이 나쁜 사람은 차를 확 몰아서 가고, 조급한 사람은 천천히 운전하되 마음만 급하다.

조급한 사람은 신장·방광을 도와주는 짠 음식을 찾게 되는데, 소금이 교감신경을 자극해 몸을 더 예민하고 조급하게 만든다. 급하고 더위를 타는 사람에게는 커피와 자몽이 약이 된다. 조급한데 행동이 빠르지 않은 사람은 용안육(리치), 람부탄이 약이 된다.

| 육체의 고통을 잡는다는 것 |

나는 젊은 날 고통스러운 몸을 이겨내기 위해서 종교를 선택했었다. 그때 선택했던 종교가 기독교였다. 육체적 고통이라는 것은 병들어 신음하고 아픈 몸이기도 했고, 뜨거운 욕망에 의해 늘 좌절하는 젊음이기도 했다. 질병과 젊음의 고통을 종교적으로 승화시키려 했던 것이다.

그때 깨달았던 것이 있다. 나의 고통을 바라보기보다 다른 사람의 고통을 연민하는 것이 가장 좋은 치료방법이라는 것을. 고통이란 게 상대적인 개념이라는 얘기다. 누군가가 고통스러워하는 걸 보고 자신의 고통을 느끼지 못하거나 약하다고 생각하는 것이, 고통을 줄이는 하나의 방법이 될 수 있다.

고통을 느낀다면 그것에 되도록 집중하지 않는 것이 좋다. 스스로 고통에 집중하고 느끼려고 하면 점점 더 아파지고, 정신을 다른 곳에 쏟고 집중하게 되면 고통이 점점 약해질 수도 있다. 그런 측면에서 최면은 고통을 줄이는 한 방법이 될 수 있다.

젊은 날, 내가 고통을 줄이기 위해 선택한 방법은 누군가를 사랑하고 그를 위해 희생하고자 하는 뜨거운 열망이었다. 뜨거운 열망에 나를 바침으로써 육체의 고통이 조금씩 옅어지고 희석되는 것을 느낄 수 있었다. 이것이 내가 발견한 육체의 고통을 잡는 방법이다.

나를 내어주는 것이 사는 길이다.

| 정신적 문제를 극복하려면 |

나는 간혹 차가운 물이 흐르는 샤워기에 몸을 내맡기거나, 차가운 물이 고여 있는 냉탕 속에 들어가서 가만히 앉는다. 이것은 내가 정신을 붙잡는 방법이다. 정신이 산만하고 혼미하고 잡스러운 생각들로 가득 차 있을 때 하는 것이다.

명상 등을 통하여 정신에 있는 것들을 내보내는 것도 한 방법이겠으나, 이미 정신이 들끓고 있고 안정이 되지 않을 때는 몸도 정신만큼이나 사나운 상태가 된다. 그런 상태에서 가부좌를 틀고 명상을 하면 잘 될까. 어느 정도 효과가 있을지 몰라도 말 그대로 '어느 정도'에서 그치고 말 것이다. 정신적인 충격이 있거나, 정신에 문제가 생긴 사람은 명상을 하기가 어렵지 않을까.

그런 측면에서 강력한 정신적 문제가 생겼을 때 정신을 붙드는 방법은, 육체적 고통을 선택하는 거라고 생각한다. 가장 쉬운 방법은 산에 올라가는 것이다.

정신을 붙들기 위한 등산에는 조건이 있다. 산이 제법 높아서 내가 올라가기 힘들 정도여야 한다. 그래야 정신이 온통 비워지고, 정신이 오로지 몸의 고통과 무게를 느끼는 데 사용될 수 있다. 계속 올라가기 힘들 정도의 산에서 발걸음을 계속하면, 그전까지 가지고 있던 여러 가지 정신적 혼미함, 어려움이 육체의 고통을 통하여 산화되고 사라지고 정리되는 것이다.

두 번째 방법은 차가운 냉수로 샤워하는 것이다. 머리에서부터 정신없이 쏟아지는 차가운 물줄기에 몸을 맡기다 보면, 몸에 집중될 수밖에 없다.

세 번째 방법은 찬물에 들어가는 것이다. 찬물을 이겨내기 위해선 스스로 몸을 조절해야 한다. 찬물의 찬 기운을 이겨내기 위해선 제대로 호흡해야 한다. 몸을 많이 움직이고 열을 나게 해서 어느 정도 버틸 수 있지만, 한계가 있다. 그보다는 숨을 길고 고르게 내쉬어 호흡하는 것이 찬 기운을 이겨낼 수 있는 방법이다.

찬물 속에 들어가거나 쏟아지는 곳에서 잘 버티려면, 호흡을 잘하는 방법밖에 없다. 찬물과 더운물을 반복해서 맞으면 기력이 회복되는 데 도움이 된다.

| 산책 |

천천히 걸으면 현실이 보인다. 천천히 걸어야 당장 해결해야 할 것들이 생각난다. 반면에 누우면 상상을 하게 된다. 현실보단 미래를 그려보는 상상력을 발휘하게 된다. 또한 뛰거나 등산을 한다면 현실도 미래도 보지 않게 되고, 머릿속을 텅 비울 수 있다.

걷기, 눕기, 뛰기, 등산, 이 중에 무엇을 할 것인가는 당장 앞에 놓인 걸 알고 있는 자기 자신만이 결정할 수 있다.

탁닛한 같은 스승이 있다면 천천히 걸으라고 말할 것이다. 천천히 걸으며 자신을 제대로 바라보고 현실을 직시하게 되니까.

| 두통과 장내 가스 |

과학적으로 사람의 면역력의 약 70%가 장에 있다고 한다. 맞는 얘기다. 외부의 물리적 충격에 의한 타박상, 골절 같은 문제가 아닌 다음에야 대부분의 건강 문제는 몸속 이상으로 발생한다. 그중에서 두통과 관절염은 장 속에 있는 가스와 관련이 있다.

물론 두통 중에서 편두통은 간·담의 이상으로 발생하기 때문에 간·담이 관장하는 발을 마사지 해주는 것만으로도 낫기도 한다. 근육이 많이 굳어져서 생기는 두통은 보통 근육 이완제나 아스피린 같은 걸 쓰면 낫는다.

하지만 중년 이상 뚱뚱한 체질의 여성 등에게서 나타나는 두통과 관절염은 대부분 장에 가스가 차서 생기는 증상이다. 그중에서도 소화불량 때문에 생긴 가스가 가장 많다. 체격이 좋으면 그만큼 잘 먹고 잘 소화시킨다고 생각하는데, 사실 이런 경우 위산의 소화력에 비해 담에서 나오는 소화효소가 턱없이 부족하다.

담즙이 부족하면 식물성 글루텐이나 동물성 단백질 등이 잘 소화되지 않기 때문에 불편감을 느끼게 된다. 또한 바나나 모양으로 대변이 제대로 뭉쳐지지 못한다. 췌장 근처에 끼는 지방을 녹여주지 못해 당뇨병이 발생하기도 한다.

즉, 담즙의 부족은 장내에 가스가 생기게 되는 중요한 원인이라고 할 수 있다.

장내 가스는 가능한 한 빨리 빼줘야 한다. 가장 좋은 방법은 운동이지만, 사우나나 불가마 등에서 땀을 빼는 것, 유산균이나 식이섬유 등을 많이 먹는 것도 괜찮은 방법이다.

요즘 TV 건강 프로그램들이 다루는 식물의 대부분이 담즙 등 소화효소와 관련이 있다. 특히 이파리와 줄기, 제철 채소, 해조류 등이 더욱 그렇다. 이 같은 식물을 섭취하면 소화불량과 장내 가스 문제를 해결하는 데 도움이 된다.

이렇게 여러 가지 방법 중에서 자신에게 맞는 걸 그때그

때 찾아서 사용하면 된다.

장내 가스를 제때 빼주지 않고 방치하면 각종 염증과 질병에 시달리게 된다. 이런 종류의 염증에 시달리는 사람들 중 항생제나 스테로이드제를 많이 써왔던 사람들은 문제를 해결하기가 어렵다.

체력이 있다면 단식을 해볼 것을 권한다. 무엇보다 중요한 건, 모든 문제를 단번에 해결한다고 생각하지 말고, 자신에게 맞는 방법을 찾아 꾸준히 실천하는 것이다.

효소제 등을 먹고 장청소를 하거나 과일과 야채를 발효시켜 먹는 방법이 좋다. 피마자 기름을 먹는 방법도 있으나 체질에 따라 부작용이 있을 수도 있으니 주의가 필요하다. 설사제, 솔비톨, 소금 등을 사용하는 것은 권하지 않는다.

| 주의력결핍 과잉행동장애 |

주의력결핍 과잉행동장애는 ADHD(Attention Deficit Hyperactivity Disorder)라고 불리는데, 기가 지나치게 많아서 생기는 현상이다.

아이들이 어릴 때 대체로 몸에 비해 두상이 크고 상체가 발달한 모습을 하고 있다. 아직 전체적으로 완성되지 않은 양기의 덩어리라고 할 수 있다. 평소에 기가 과잉될 때가 많아서 양기를 내려주는 보음제(補陰劑)를 섭취하거나, 과잉된 기만큼 맞춰서 혈을 채워주는 것이 좋다.

그러나 ADHD에 걸린 아이들은 기가 지나치게 많음에도 불구하고 상대적으로 혈이 부족하여 뚱뚱해지기보다는 오히려 마르고 성장이 더딘 편이다. 아침 일찍 일어나고 지나치게 부지런할 수 있다.

이러한 아이들에게 쓸 수 있는 가장 좋은 약은 몸의 혈을 보충해주는 고기로서, 느리게 움직이는 성질인 거북이와 자라가 있다. 거북이는 식용으로 잘 사용하지 않으니, 야채를 듬뿍 넣고 자라를 탕으로 끓여주면 퍽 도움이 될 것이다. 느리게 움직이는 물고기 중에 잉어나 붕어 등 몇 가지가 있으나, 고기의 맛과 기능으로 봤을 때 아이들에게는 자라 만한 것이 없다.

음기를 보충해 양기를 줄여주는 보음제로 쓸 수 있는 건

대개 풀잎과 야채인데, 아이들의 경우에는 이런 식자재를 잘 먹지 않으므로 고기를 쓰는 것이 맞다.

한방에서 쓰는 약재로는 사삼(沙蔘)이라고 하는 더덕, 나리꽃의 줄기, 천문동, 맥문동, 하수오 등의 여러 가지 약재들이 있으나, 아이들에게 특별히 한약재 등을 사용할 필요까지는 없다.

음이온이 가득한 폭포 밑과 피톤치드가 가득한 숲속, 사랑 많은 부모와 화목한 가족, 클래식 음악과 문화생활 그리고 조급하지 않은 생활방식이 ADHD 증상을 완화하는 데 도움이 된다.

| 아이들의 성장과 음양의 조화 |

성인과 마찬가지로 아이들의 몸 상태에도 음양의 조화가 작동한다. 예를 들어, 아이의 기운이 다소 음하다면 게으르고 잠이 많으며 신체가 빨리 자랄 수 있다. 남들보다 살이 더 찔 것이다. 반면에 양기가 많으면 과잉행동을 하

고 잠이 부족할 정도로 활발하다. 이런 경우 성장하는 데
는 지장이 있을 수 있다.

아이들의 양기는 매우 왕성한 것이어서, 성장기의 오누
이나 형제간에 다툼이 많아지는 건 자연스러운 현상이다.
부모 입장에서는 무척 성가시고 불편할 수 있겠지만.

성장과 음양의 조화를 고려한다면, 아이들을 획일적으
로 일찍 등교시키는 우리나라 교육 시스템은 문제가 있다
고 볼 수 있다. 어떤 아이들에겐 무척 불편할 테니까 말이
다. 아이들의 성장에 맞는 교육환경을 조성하기 위한 사회
적 논의가 있었으면 좋겠다는 생각을 해본다.

| 아이가 한 가지 놀이에 집착할 때 |

간이 긴장된 상태가 되면 아이들의 행동 패턴은 한 방향
으로 진행된다. 예를 들어 어떤 아이가 공을 갖고 놀고 있
다면 그로 인해 뭔가가 해소될 때까지 갖고 논다. 단순하
게 한번 만졌다가 그만두는 정도가 아니라면 만지는 행위

로 인해 아이가 뭔가를 해소하고 있다는 얘기다. 그래서 그 무엇이 미처 해소되기 전에 누군가 공을 뺏으면 울고불고 난리가 나는 것이다.

하지만 이미 다 해소된 상태에서는 다시 공을 줘도 갖고 놀지 않는다. 이 말은 아이가 공에 집착하는 이유가 아이의 몸속에 있다는 뜻이다.

흔히 갓난아기를 키울 때 아기가 빨고 있던 걸 뺏으면 울다가 물리면 조용해지는 걸 본 적이 있을 것이다. 같은 경우다. 사물을 만지고 건드리면서 뭔가를 해소하려는 의지를 꺾지 못하는 것은, 간이 나쁜 경우에 나타나는 행동 패턴이다.

그래서 간의 긴장을 해소해 주지 않으면 한 가지 기능을 잘하는 사람으로 인생을 살게 되고, 지나치게 간의 긴장감이 없다면 너무나 다양한 것들을 시도하면서 살게 될 것이다.

간의 긴장을 풀어주는 데는 누룩으로 발효시킨 식초와 따뜻하고 고소한 닭고기가 좋다. 개와 같은 반려동물을 길러서 서로 체온을 나누고 사랑하는 방법도 도움이 된다.

컴퓨터 게임에 중독되는 것도 마찬가지다. 컴퓨터 게임은 우리 몸의 어느 한 군데가 아니라, 몸과 정신 전체를 건드린다. 게임할 때 모니터의 화면은 끊임없이 변하고 움직인다. 그 빠른 움직임과 변화의 순간마다 사람들은 희열을 느끼며 빠져드는데, 그 이유는 일상생활에서 적당히 빠르게 움직이는 운동과 같은 활동이 적기 때문이다.

뛰거나 빠르게 움직이는 운동을 하는 사람들은 컴퓨터 게임에 집착하지 않는다. 왜냐면 근육과 정신이 모두 빠른 행위에 만족하고 있기 때문이다. 운동이 부족한 사람일수록 컴퓨터 게임에 더 빠져들 수 있다. 따라서 아이들이 컴퓨터에 집착한다면 어떻게든 밖으로 데리고 나가서 빠른 운동을 함께하는 것이 좋다.

아이들이 게임하거나 TV를 보는 것은 눈을 움직이는 활동이고, 어른들은 뭔가를 볼 때 내용을 이해하고자 귀와 눈, 두뇌를 사용한다.

| 우울증과 비 오는 날 |

비 오는 날은 몸이 무겁고 통증도 더해진다. 과학적으론 기압이 낮아져서 그런다지만, 실상은 공기 중에 수분이 많아져서 폐의 기운이 넉넉하다 못해 지나치게 되어 심장이 위축했기 때문이다. 심장이 위축되면 연관된 부신의 활동도 저하되고, 그에 따라 몸도 우울해진다. 부신에서 아드레날린 같은 흥분물질이 적게 나오기 때문이다.

이럴 땐 활발하게 움직여 심장을 격발시키는 게 좋다. 심장 경락은 주로 등 뒤를 커버하고 있으니, 등에 땀을 내면 우울증이 가라앉고 통증도 덜어낼 수 있다.

매운 음식을 먹으면 부신이 흥분한다. 그래서 영리한 사람들은 우울할 때 매운 닭발을 먹는다. 정신적 증상은 몸의 활동(운동, 여행, 성관계)으로 해소할 수 있다.

| 치매와 에고 |

치매 환자들 중에 살면서 극심한 스트레스에 시달린 경

우가 많다. 스트레스의 주원인은 대부분 남편, 자식, 부모처럼 가장 가까운 사람들이다.

같은 스트레스라도 변수가 참으로 다양하고, 요인 또한 지극히 복합적이다. 가까운 사람으로부터 받는 스트레스는 너무 단순하기 때문에 더욱 더 강력하게 느껴진다.

치매에 걸리지 않으려면 시야를 계속해서 넓히는 게 좋다. 젊었을 때는 그럭저럭 넓은 시각을 가지고 세상을 바라보지만, 한 살 한 살 나이를 먹어가며 한계에 부딪치면서 점점 시야가 좁아진다. 시야가 좁아져서 한계를 느끼고, 한계를 느끼면 더 시야가 좁아진다. 시야가 좁아지면 특정한 사람에 집착할 수 있다. 남편 혹은 아내, 자녀 등에 온 마음을 걸고 매달리는 것이다. 그러면 스트레스는 더 심화된다. 이러한 쳇바퀴가 장기적으로 지속되면 치매를 유발할 수 있다.

치매는 시각의 이동이다. 세상에 대한 다양한 관심에서 자신의 가족 구성원으로 점차 시각이 옮겨가다가 결국에는 오로지 자신만 남는다.

치매를 예방하고 싶다면 사회생활을 꾸준히 할 것을 권

한다. 구호단체 등에서 봉사하는 것이 좋다.

| 마약에 대하여 |

요즘 들어서 마약 사건이 뉴스에 많이 오르내린다. "마약 환자는 숨 쉬는 것조차도 거짓말일 수 있다."는 말이 있다. 그만큼 한 번 마약에 빠지면 사람이 모순투성이로 바뀐다는 의미일 것이다.

마약은 대체로 두 가지 종류로 분류될 수 있다. 하나는 모든 것을 느리게 만드는 것이고, 또 하나는 모든 것을 빠르게 만든다.

좀 더 쉽게 설명하자면 이렇다. 행동하고 사고하는 모든 것이 정상적인 사람이 아편 같은 마약을 복용하게 되면, 모든 것이 느려지게 된다. 몸은 밑으로 가라앉게 되고 무기력해지며, 머릿속은 텅 비어 아무것도 생각하지 않게 된다. 반면 사람의 몸과 마음을 빠르게 해주는 마약은 히로뽕과 같은 약이다. 이런 약을 일단 복용하면 정신과 몸의 모든 기능이 대단히 빠르게 활동함으로써 자신이 원하는 만큼 성취를 했다고 느낀다.

　과거에는 현실을 부정하거나 잊기 위한 목적으로 아편이나 대마초가 유행했다면, 요즘은 더 큰 만족감과 자극을 추구하고자 히로뽕을 찾는다.

　마약의 작용 때문에 당장은 편안하거나 기분이 좋아질 수 있지만, 그때뿐이다. 약 기운이 떨어져서 평상시 몸 상태가 되면 약으로 인해 얻었던 짜릿함이나 성취감이 급격하게 약해지기 때문에 견디지 못하고 다시 약을 찾게 된다. 실제로 달라진 건 없는데 약에 중독돼 몸과 마음이 망가지게 되는 것이다.

3부

음식·약·다이어트

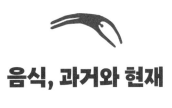

음식, 과거와 현재

| 먹거리에 대한 고민 |

무엇을 어떻게 먹을 것인지가 요즘 세상의 관심거리다. 옛날 사람들은 색깔로 맞춰 먹거나, 냄새로 파악하거나 음양의 특성을 살펴서 먹으면 그만이었다. 과거의 방식이 옳았다고 해서 지금도 그 방법대로 먹어야 한다고 강요하긴 어렵다.

사람들은 능금보다 사과를, 개복숭아보다 복숭아를, 머루보다 포도를 선호한다. 몸을 따뜻하게 해주고 신장·방광에 좋은 수박씨를 뱉어버리고 달콤한 과육만을 먹는 그런 세상이 되었다.

우리 선조들은 세상 만물의 특성을 깊이 있게 들여다보려고 노력했다. 예를 들어 물고기가 물속에 있기에 땅 위에 있는 생물보단 음한 기운이 있고, 하늘을 나는 새는 찬 곳에 있으니 차고 음하다고 생각하고, 그렇게 맞춰 먹었던 것이 옛사람들의 삶이었다.

또한 생선이라도 빠르게 움직이면 좀 더 양기가 많고, 느리게 움직이면 음기가 많은 것으로 판단했고, 그것은 사실이다. 실제로 빠르게 움직이는 미꾸라지와 장어는 보양식의 으뜸이고, 붕어와 잉어는 여자들의 보음식, 영양식의 으뜸이다.

이토록 지혜로운 선조들이었지만, 세월이 지나며 만물의 형태와 색깔이 변화했다. 이제는 과거의 경험을 바탕으로 현재를 새롭게 살펴볼 필요가 있을 것이다.

| 운동보다는 칼로리를 줄여라 |

지구상에서 건강해지려고 운동을 선택하는 건 인간뿐이다. 어떤 포유류도 건강을 위한 의도를 가지고 운동을 하진 않는다. 물론 운동이 건강에 도움이 되는 건 사실이다.

그런데 중요한 건 운동으로 칼로리를 소모하고 나서 에너지를 재충전하는 과정을 끝없이 되풀이하면서 오히려 노화를 자초하는 측면이 있다는 것이다. 만약 정말로 운동이 건강의 전부라면 운동을 열심히 하는 사람이나 직업적으로 운동을 하는 사람은 모두 장수하는 게 맞다. 그러나 우리 주위를 둘러보면 운동을 열심히 한다고 반드시 장수하는 건 아니라는 걸 알 수 있다.

동양학적으로는 운동보다 적게 먹고 마음을 정갈하게 하는 수행을 건강의 으뜸으로 본다. 스님들은 적은 양을 먹고 칼로리를 덜 소모하려고 앉아서 수행한다.

요즘 들어 많이 움직이고 많이 먹는 것이 미덕처럼 여겨지는데, 꼭 그렇지 않다는 얘기다. 물론 적게 먹고 많이 움직이는 것 역시 좋은 방법이 아니다. 운동으로 살을 빼는 사람들을 보면 건강해 보일 수 있겠지만, 실제로 그렇지 않을 수 있다.

운동보다 더 중요한 건 몸이 늘 준비된 상태를 만드는 것이다. 우리의 몸은 완전히 이완된 채 균형 잡히고 부드러운 상태로 유지돼야 한다. 동물들이 한껏 기지개를 켜는 모습을 보면 등뼈를 최대한 부드럽게 만들고, 팔다리의 근육을 충분히 이완시켜주는 스트레칭과 유사하다. 하지만 인간은 하루 중 온몸 구석구석을 스트레칭할 기회가 그다지 많지 않다.

건강하려면 빨리 뛰고 빨리 걷고 땀을 삘삘 흘리는 운동보다는 전신을 이완시켜주는 스트레칭과, 등뼈를 부드럽게 해주는 것이 좋다. 그 다음은 상하좌우 균형을 잡아주는 것이 중요하다.

이미 몸에 냉기가 들어간 환자들은 체온을 올리는 활동으로 땀을 내줘야 하고, 비만이거나 지나치게 에너지가 과잉된 사람들은 운동을 통해 스트레스나 몸의 상태를 조절해주는 것도 나쁘지 않다.

자신을 위해 준비된 음식만 먹고 남의 음식에 손대지 않는 게 좋다. 나에게 딱 맞게 준비된 음식만 먹는 것이다. 여기서 남의 음식에 손댄다는 뜻은, 먹으려는 마음의 준비 없이 아무거나 집어먹는다는 의미다. 그보다 더 나쁜 최악은 갑자기 먹는 것이다.

가장 좋은 식습관은 일정한 식사 시간을 정해 놓고, 자기가 원하는 것을 찾아서 먹는 것이다.

건강해지고 싶다면 과식을 줄이는 게 우선이다.

| 환경과 식성 |

과학자들은 최초 인류가 흑인이라고 한다. 여러 가지 연구와 조사를 거친 말이니 어느 정도 타당성이 있을 것 같다. 그렇다면 인류가 사람의 모습을 갖추기 이전에는 어떤 모습이었을까. 진화론 관점에서 보면 아열대 지방에서 좋은 바나나를 먹고 사는 침팬지일 수도 있을 것이다. 침팬지 가운데서도 어떤 뛰어난 자질을 가진 침팬지가 좋은 음식, 좋은 환경 덕분에 DNA가 발전적으로 변화하여 인류로 진화했을지도 모른다.

아열대 지방 사람들은 굉장히 낙천적이다. 낙천적일 수 있는 이유는 우선 먹을 게 흔해서일 것이다. 아열대 지방 엔 바나나가 널려 있다. 물론 같은 아열대라도 다 똑같진 않았을 테지만.

어쨌든 바나나가 넘쳐나니 마음이 풍요롭고 너그러워 졌을 것이다. 먹거리를 구하기 어렵다면 상당히 격렬하게 고통을 겪었을 수 있을 것이다.

아열대 지방에서 바나나를 먹던 사람이 온대 지방으로 왔을 때 바나나뿐 아니라 모든 과일이 부족했을 것이다. 그래서 채소로 과일을 대체해 영양소를 섭취하기 시작했 다. 거기서 북쪽으로 더 이동한 사람들은 채소조차도 넉넉 지 않으니, 육류로 식성을 바꿨을 것이다.

사람은 호기심 때문에 이동하고, 옮겨간 지역의 환경에 맞춰 식성을 변화시켜 갔던 것이다.

| MSG |

MSG(Monosodium Glutamate, 글루탐산나트륨)는 아미노산 계열의 조미료로, 음식의 감칠맛을 낼 목적으로 음식에 첨가된다. 사탕수수나 다시마 등에 들어 있는 아미노산 계열의 글루탐산을 나트륨과 결합시켜 만든 것으로, 공장에서 대량생산되는 화학 조미료의 대명사이다. 일반인들은 몸에 안 좋은 걸 알지만 어쩔 수 없이 쓴다고 하고, 과학자들은 섭취해도 괜찮다면서 적극적으로 사용하지는 않는 것 같다.

1908년 일본 과학자에 의해 처음 MSG가 개발되었을 때 인기를 끌었다가 20세기 중후반부터 건강에 좋지 않을 거라는 의심을 받으면서 인기가 떨어졌다. MSG는 화학적 조미료로 불리지만 사실 자연식품이나 된장이나 간장 등 천연 조미료에도 함유돼 있다. 다수의 연구 결과에 따르면 MSG를 적절한 양을 지켜서 섭취하는 건 건강에 문제가 없다고 한다. 이처럼 식품에 대한 인식은 시대에 따라 변화한다.

식물에서 당을 추출한다는 점은 올리고당도 마찬가지이다. 그중에서도 옥수수와 대나무, 사탕수수, 곡류 껍질 등에서 추출한 자일로 올리고당은 면역력 강화, 장내 유익균 증가, 혈당 조절 등에 도움을 준다.

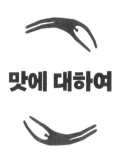

맛에 대하여

| 간간하다 |

'간간하다'는 음식이 약간 짜서 입맛이 살짝 당기는 정도를 표현하는 단어이다. 간간한 맛이 나는 음식에는 소금, 간장 등 짠맛을 내는 조미료가 들어간다.

햄 등의 가공식품, 인스턴트 식품 중에 짠맛이 나는 식품이 많다. 짜지 않으면 잘 팔리지 않는다. 사람들은 싱거운 것보다 짠맛을 더 즐긴다. 짭짤한 맛은 간이 활동성을 갖게 해주고 담즙도 나오게 해준다.

물, 소금은 간을 움직이는 역할을 한다. 위산이 희석되지 않을 정도의 수분, 간이 시동을 걸 만한 정도의 염분, 더도 덜도 말고 딱 그 정도만 필요하다.

가공식품이나 인스턴트 식품은 영양소는 있으나 기는 부족하다.

| 단맛과 짠맛 |

생명의 역사는 단맛과 짠맛, 당과 소금의 싸움이라고 할 수 있다. 당과 소금은 절대적으로 필요하지만, 지나칠 때는 그 부작용 또한 심각해진다. 소금과 당의 정도에 따라, 생명체는 살기도 죽기도 한다.

| 질병과 단맛 |

어떤 병이든 상당히 깊어지면 모든 장기의 중심인 위장으로 병세가 몰려들게 되어 있다. 마치 몸이 죽음을 준비하는 것처럼. 여기서 위장으로 병이 들어갔다는 말은, 그저 단순한 위장병과는 차원이 다르다. 해부학적인 위를 말하는 게 아니라, 위를 둘러싼 안 보이는 기운까지 말하는 것이다. 몸의 중앙이 병에게 점령당했다는 말이다. 비장을 포함한 여타 모든 것 말이다.

요즘 발효효소를 먹고 병이 나았다는 경험담을 많이 듣는다. 발효효소는 면역력 강화, 염증 반응 억제, 소화 촉진, 장내 유익균 성장 등의 역할을 한다.

또한 발효효소는 다당류와 단백질 등을 분해해 포도당, 갈락토스, 자일로스 등과 같은 단당류(환원당)를 만들어내거나 분해한다. 이러한 단당류는 체내에서 에너지원으로 활용되며, 장내 유익균 성장 촉진, 면역력 강화 등에 도움을 준다.

| 짠 음식과 항문질환 |

요즘 노인과 아이들에게 유난히 항문질환이 많이 발견

된다. 치질이나 치루 같은 걸 말하는 게 아니라, 항문 주변에 생기는 염증을 말한다.

노인의 항문부 염증은 대부분 괄약근이 약해진 까닭에 발생한다. 그래서 가스나 액체가 괄약근 밖으로 쉽게 흘러나와 습해지고 습진과 곰팡이가 끼게 되는 것이다. 이것은 아이들도 마찬가지다. 장내 가스와 여러 가지 분비물이 항문 주변을 오염시켜서 그런 것인데, 아이들이나 노인 모두 대장이 약해져서 그렇다는 말이다.

이럴 땐 짠 음식으로 대장을 강화시켜 괄약근을 조이고, 염증이 없는 체질이 되게 해줘야 한다. 지나치지 않을 정도의 염도는 피부 염증을 덜어주기 때문이다. 이왕 짠 음식을 먹어야 한다면 질 좋은 소금이나 죽염, 간장, 어장 같은 것이 좋다.

요즘은 짠 맛이 무조건 해롭다고 생각한다. 그러나 노인들이 싱겁게 먹으면 항문질환이 뒤따를 수 있다. 특히 여름철엔 더 심각하다.

물론 지나치게 짜게 먹으면 소화불량, 치질이 기승을 부릴 수 있어 조심해야 한다.

입에는 맵지 않아도 매운 기능을 갖춘 음식이 복숭아, 배, 양파, 마늘, 무, 달래이다.

| 맛있는 고기와 소금 |

고기는 소금이 없어도 먹을 수 있다. 소금은 염화나트륨으로, 소독약으로도 쓰이는 염소와 나트륨이 합해진 것이다. 맛있는 고기는 나트륨을 포함하고 있기 때문에, 염화나트륨을 굳이 쓰지 않아도 맛있게 먹을 수 있다. 소금이 없어도 먹을 수 있는 고기는 수의 기운을 갖고 있다고 한다.

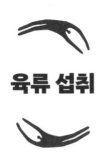

육류 섭취

| 돼지고기의 성질 |

돼지는 되새김을 안 하는 동물이다. 돼지고기를 따뜻한 곳에 두면 빨리 상한다. 내가 분석해본 바로는 돼지고기는 모든 육류 중 그 기질이 차갑다. 그래서 차가운 고기를 먹어 소화시키기 어려운 사람들에게 권하기 어려운 음식이다.

종교적인 이유 때문에 돼지고기를 먹지 않는 사람들이

있다. 이슬람뿐 아니라 성경의 구약을 신봉하는 이들 중에도 돼지고기를 안 먹는 사람들이 있다. 그러나 다수의 기독교인들은 신약에 의거해 돼지고기를 먹기 시작했다. 종교가 중요하다는 건 알지만 건강을 생각하면 필수 아미노산과 비타민B 등과 같은 영양소가 풍부하게 함유된 돼지고기를 안 먹는다는 것은 참으로 안타까운 일이다.

돼지고기는 장점이 많지만, 단점도 있다. 더운 날씨에 쉽게 상하고, 소화 장애를 일으킬 수 있고, 살이 제일 많은 뒷다리 부위가 맛이 없다는 점 등이다. 이런 단점을 해결하기 위해서 많은 이들이 노력했다. 그 결과 스페인에서는 하몽(Jamón), 이탈리아에서는 프로슈토(Prosciutto)라는 건조 숙성 햄을 만들었다. 둘 다 돼지 뒷다리살로 만들어졌다.

돼지고기는 고기에 찬 기운이 있지만 기름은 좀 더 따뜻한 기질을 가지고 있다. 양고기와 소고기 기름에 비해서 저온에서 좀 더 잘 녹는다. 이런 특성 때문에 돼지고기 요리에 마늘을 많이 사용하는 것이 현명한 요리법이다.

어떤 사람은 돼지고기를 구워 먹는 게 좋다고 하고, 또 다른 사람은 양념한 고기가 더 맛있다고 한다. 뭐가 되었든지 간에 취향일 뿐이다.

그런데 돼지의 뒷다리살은 어떻게 요리해도 식감이 퍽퍽하여 맛이 없다. 부자나라나 가난한 나라 모두에 인기가 없었다. 그러다가 스페인과 이탈리아에서 뒷다리살을 소금에 절이고 장시간 숙성시켜 햄처럼 만들었다. 취향에 맞는 이들은 잘 먹는데, 일반적 햄과 달라 먹기가 거북하다는 사람들도 있다. 어쨌든 그 덕분에 영양소가 풍부한 돼지고기를 좀 더 사람들이 먹게 되었다면 반가운 일이다.

| 개와 고양이, 사람에게 모두 유익한 타우린 |

야생고양이는 생선을 주로 훔치는 모습으로 묘사될 때가 많다. 야생고양이가 생선을 훔쳐 먹는 이유는 타우린(Taurine) 때문이 아닐까. 타우린은 아미노산의 일종으로 개와 고양이에게 필수적이다. 특히 고양이는 체내에서 타우린을 충분히 합성할 수 없어서 꼭 따로 섭취해야 한다.

사람에게도 타우린은 필요하다. 혈압과 콜레스테롤 수치를 조절해주고 간 기능 개선과 피로회복에 도움을 준다.

타우린은 육류 중 돼지고기에 많이 함유돼 있고, 해산물에서는 낙지에 많이 들어 있다.

| 돼지고기와 오리고기를 튀길 수 있을까 |

미얀마 남부의 중심도시 양곤을 찾은 한국 관광객들에게 가장 맛있게 먹은 음식을 물어보면 삼겹살 튀김이라고 답하는 사람들이 있다. 삼겹살을 튀기다니, 우리에게는 낯선 요리법이다.

삼겹살이 튀김이 될 수 있는가. 여기서 우리는 동남아시아의 요리법을 이해해야 한다. 미얀마 뿐 아니라 동남아시아에서 흔히 먹는 음식 중엔 튀김요리가 많다. 날씨가 더운 나라들의 국민들은 음식을 튀겨서 빨리 먹는 식습관을 가지고 있다. 우리는 튀겨먹지 않는 식재료를 그들은 튀겨서 먹는다. 대표적인 것이 돼지고기와 오리고기이다.

그렇다면 우리나라에는 왜 이 두 가지를 튀겨서 먹어볼 생각을 하지 않았을까. 우리나라의 돼지와 오리는 방목이 아니라 우리에서 갇혀서 자라고, 여러 가지 항생제가 섞인 사료를 먹는다. 성장이 빠르고 비육하여 고기의 양은 많으나, 기름에 튀겼을 때 트랜스 지방과 포화지방의 함량이 지나치게 높아서 기름을 튀게 하고 고기가 익지 않는다. 반면에 동남아시아의 돼지와 오리는 자연환경에서 방목돼 자라서 기름층이 지나칠 정도로 얇고, 기름층의 불포화도가 높아서 기름에 잘 튀겨진다.

　　우리는 기름에 튀겨질 수 없는 돼지고기와 오리고기를 먹고 있는 것이다. 요리법을 떠나서 우리 땅에서 나고 자란 가축이 동물권을 존중받지 못하고 우리에서 갇혀 자란다는 점, 그래서 고기의 상태가 달라질 수 있다는 것이 서글프다. 동물에게도, 사람에게도 가슴 아픈 일이다.

| 질 좋은 단백질 |

장내 가스가 안 차고 소화가 잘 되는 좋은 단백질을 찾으려는 인류의 노력은 대단했다. 콩은 두부로 발효시켜 쓰고, 싱싱하고 건강한 고기를 찾아서 삶아서 국물을 먹기도 하고, 숙성시키거나 각종 양념을 써서 요리했다.

동충하초, 버섯, 누에, 각종 파충류에서 질 좋은 단백질을 추출할 수 있다.

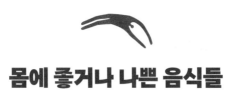

몸에 좋거나 나쁜 음식들

| 마늘과 웅녀 |

단군신화에서 웅녀는 쑥과 마늘을 먹고 사람이 되었다. 고대 시대부터 그 기능을 인정받은 마늘인데, 정작 오늘날 마늘에 대해서 우리 선조들만큼 인정하고 있진 않은 것 같다. 대단히 오래된 자연식품임에도 불구하고 마늘에 대한 깊은 연구나 마늘을 활용한 제품 개발과 같은 사례를 찾아보기 어렵기 때문이다.

외국인들은 우리나라 사람들이 김치 속에 마늘을 넣어 먹었기 때문에 바이러스를 잘 견딘다고 생각하고 있다. 일본은 마늘이 가진 위력을 진작에 깨닫고 미국 캘리포니아 등지에 여러 개의 마늘 연구소를 열어 마늘을 원재료로 한 상품 개발을 선점하려는 움직임을 보이고 있다.

마늘의 실제는 어떤 것일까. 살균 효과가 있는 여러 가지 자연식품 중 가장 눈에 띄는 것이 마늘이다. 우리 선조들은 맛을 내기 위한 목적으로만 마늘을 사용하지 않았다. 김치를 담글 때 마늘을 넣는 이유는 김치에서 배추의 부족한 기운을 채워주고, 나쁜 균들이 붙어 썩는 것을 막아 주기 때문이다.

그래서 우리 선조들은 기운이 튼실한 가을배추보다 부족한 봄배추의 맛과 기운에 보태주려고 봄배추로 김치를 담글 때는 가을배추보다 훨씬 더 많은 양의 마늘을 사용했다.

| 인삼과 마늘 |

인삼과 도라지는 생김새가 비슷하다. 그런데 왜 인삼이 더 비쌀까. 인삼의 약효가 도라지보다 뛰어나서일까. 이 둘의 영양성분을 비교해 보면 사실 어떤 게 더 우월하다고 말하기는 어렵다. 아마 인삼에 함유된 진세노사이드(과거에 사포닌이라 불린) 때문일 것이다. 진세노사이드는 면역력 강화와 체력 회복에 큰 도움이 된다. 물론 도라지에도 건강에 도움이 되는 성분이 많고 특히 기관지 기능 회복에 좋다. '둘 중 어느 것이 좋을까'란 생각보다는 내 건강 상태에 맞게 선택하면 된다.

미국의 메이저 헬스케어 회사들은 다양한 영양제를 만들고 네트워크 마케팅 등을 동원해서 우리나라를 포함한 아시아 시장에 수출하고 있다. 어떤 제품은 스테디셀러로 꾸준히 팔리지만, 어떤 건 잘 팔리지 않는다. 잘 안 팔리는 제품들을 팔아치우기 위한 상술도 기승을 부리고 있다. 최근엔 미국 외에도 여러 나라 제품들이 수입되는데, 추출물 형태의 건강기능식품은 미국산이 대부분이라고 봐야 한다.

상황이 이러한데도 인삼이 스테디셀러로 꾸준히 팔리는 이유는 영양소뿐 아니라 눈에 보이지 않는 기(氣) 때문이라고 생각한다. 가공식품보다는 우리 땅에서 나고 자라 우리의 체질과 기질에 맞는 식품, 한국인의 몸의 기운에 잘 맞는 자연식품이 더 건강에 유익할 거라고 믿는 것이다.

기가 높은 음식을 들자면 다년생 뿌리식물들이고, 우리가 흔히 먹으면서도 기가 제일 높은 식품은 바로 마늘이다.

기가 높은 김치

1. 순무에 마늘과 생강으로 담근 김치(비·위장)

2. 오이, 마늘과 부추로 담근 김치(신장·방광)

3. 배추에 마늘과 달래로 담근 김치(폐·대장)

4. 마늘과 생강으로 담근 파김치(간·쓸개)

5. 순무와 마늘, 파, 다래, 부추, 무릇으로 담근 김치

| 산삼 같은 영약에만 의지하면 안 되는 이유 |

음식을 먹을 때는 그 기를 먹을 것인가, 혈로서 먹을 것

인가를 잘 분별해야 한다. 물론 한 가지 음식 안에서도 혈과 기가 다 섞여 있기 마련이지만, 기와 혈은 엄밀히 구분되어 사용해야 한다는 것이다.

산삼, 칠황버섯 같은 약재는 거의 기의 덩어리라고 볼 수 있지만, 영양소가 가득한 건 아니다. 그렇기 때문에 죽어가는 사람도 살린다는 영약(靈藥)도 경우에 따라서 멀쩡한 사람을 죽일 수도 있다. 영양실조에 걸린 사람의 몸에 기만 채워서는 살릴 수가 없다. 죽어가는 사람을 살리려면 영약에만 의지해서는 안 된다.

영양을 공급받아서 혈이 채워져야 심장 근육이 멈추지 않는다. 그래서 기를 넣어주기 전에 우선 강한 기를 버텨낼 수 있도록, 몸에 영양 공급을 골고루 해줘야 한다.

병원에서도 영양을 중요하게 여겨 수액 같은 걸로 환자에게 계속 영양을 투여한다. 그렇지만 수액의 양분 속에는 기는 없다. 영양을 채워줘도 기를 채워주진 못한다. 그렇게 보면 약재의 좋은 기를 넣어주는 한방 약침이 나름 괜찮은 방법일 수도 있겠다.

지나치게 많은 기가 인체에 들어가서 일어나는 현상은 오한과 발열이다. 사실 기가 많이 들어간 것이라기보다, 너무 센 기가 들어간 것이 문제다. 오래된 산삼이 들어가면 오한과 발열이 따르는데, 산삼이라고 해서 누구에게나 위력을 발휘하는 건 아니다. 산삼이 누군가에게는 꼭 필요하면서도 부족한 기를 채워줄 수 있다는 의미로 봐야 한다.

다년생 식물 중에서 특히 뿌리식물은 대부분 약성과 동시에 독성도 함께 갖고 있어서, 강한 약성이 적합하게 나타나지 않으면 그것이 바로 독성이 된다. 그래서 기혈이 고르게 균형 잡히지 않은 사람이라면 다년생 식물을 섭취하는 걸 가급적 피하고, 일년생 미만의 계절 식물을 먹는게 옳은 것이다.

산삼뿐 아니라 그 밖에 우리가 흔히 기가 세다고 하는 명약이라도 마찬가지다. 이미 기가 가득한 사람에겐 그저 한 뿌리의 식물인 것이다.

어떤 남자가 사랑하는 여자 앞에서 떨고 있다면 그것도 기의 과잉 상태다. 기가 센 사람의 겉모습은 마르고, 혈이 지나친 사람은 살이 찐다. 물론 반드시 그렇진 않은데, 기가 너무 세서 그 기를 맞추려고 혈이 새로 생겨 뚱뚱해질 수도 있기 때문이다. 일종의 모순된 몸 상태이다.

| 산삼·마늘·도라지 |

음식에는 과학적 해석인 영양만 있는 것은 아니다. 영양소와 관계없이 작용하는 어떤 기운을 옛사람들은 기라고 불렀다. 모든 영양소로 표현되는 혈과 대조시켜 기혈이라는 말도 사용했다. 혈기가 왕성하다는 말은 정신적 기와 육체적 혈에 기운이 가득 차 있다는 표현이다.

그럼 과학이 음식에 들어 있는 각각의 영양 성분을 분별하는 것과 마찬가지로, 음식마다 들어 있는 기도 제각각 분류될 수 있을까?

우선 기가 높은 음식은 무엇일까. 고기가 가장 높은 기를 가지고 있다. 그럼 좋은 고기란 그 맛의 풍미와 함께 몸에 이로운 기운도 채워준다는 의미일 것이다. 생선 중에는 조기가 있는데 몸의 기를 보충하는 데 도움을 준다.

육류가 몸에 좋은 것은 사실이지만, 사람에 따라서는 소화가 어려울 수 있어서 나라마다 고기를 소화하기 쉽게 요리하는 방법이 다양하게 발달했다.

식물 중 가장 기가 높은 것은 산삼이다. 산삼이 기가 높은 식품이라 경우에 따라서 사용하기에 부적절한 사람이 있을 것이다. 몸에 열이 있는 사람은 삼을 먹으면 해롭다느니 그런 말을 하는 것인데, 그 말은 한편으로는 맞고 또 한편으로는 틀리다.

산에서 자생하는 삼을 산삼(山蔘), 밭에서 기르는 건 인삼(人蔘)이라고 한다. 산삼에 천종삼, 지종삼 등 다양한 종류가 있다. 하지만 산삼을 야생삼이라고 해야 맞는 표현일 것이다.

그런데 산삼의 앞 글자인 산은 사실 마늘(蒜)을 표현했다고 본다. 다년생 뿌리식품으로 기가 지나치게 강한 산삼의 양기를 내리는 동시에, 산삼에 부족한 음기를 보하기 위해 한해살이 작물인 마늘을 산삼과 함께 쓴 데서 비롯됐다는 것이다. 다년생이면서 양이 강한 것이 삼이라면(뿌

195

리), 일년생 가운데 음이 강한 것이 마늘(줄기)이다. 옛사람들은 마늘과 삼의 사이를 일컬어 군신관계라고 말했고, 삼계탕 등의 음식에 그 두 가지를 함께 넣어 썼다.

또한 인삼과 도라지는 생김새가 비슷하고 같은 다년생 뿌리식물이다. 그런데 왜 인삼은 비싸고 도라지는 값이 쌀까. 인삼이 도라지보다 훨씬 더 영양 성분이 우수하다고 할 수는 없다. 인삼이 도라지보다 더 나은 이유를 따진다면 영양소보다는 기인 것이다. 인삼은 원기회복에 탁월하다.

요즘 TV에서 외국에서 들어오는 좋은 식물들에 대한 정보가 쏟아지고 있다. 물론 수입식물들 가운데 영양학적인 수치로는 우리의 대표식물인 삼보다 월등하게 뛰어난 작물들이 분명 있을 것이다. 그러나 수입식물들의 영양학적인 측면만 지나치게 강조, 연구되는 바람에 우리 식물들이 가진 기를 보충해주는 특성이 제대로 대접받지 못하는 건 안타까운 현실이다.

영양이 풍부한 수입식물들은 잠시 몸의 부족한 영양분을 채워줘서 반짝하는 효과는 볼 수 있을지 모르나, 우리 몸에 정작 필요한 기의 측면에선 부족할 수 있다. 그래서 수입식물들을 먹고 나서 조금 좋아질 수 있지만, 장기적인 필요나 효과 면에서는 충분하지 않다. 상술에 의한 플라시보 효과까지 더해져서 유행하겠지만, 우리의 기와 혈을 동시에 보하는 식품이 필요하다는 관점에선 당연히 아쉬운 일이다.

| 마늘·생강·강황 |

우리나라 사람들이 기본적으로 살림살이를 하면서 알아야 하는 음식이 김치이다. 요즘은 김치를 담그기보다는 사서 먹는 게 대세인 것도 사실이지만, 우리나라의 각 지역이나 가정마다 나름대로 김치 담그는 방법이 있고, 개성 있고 맛있는 김치들이 아주 다양하다는 것 또한 사실이다.

여기서 하나 궁금한 점이 있는데, 김치의 양념재료 중 가장 중요하게 여기는 것이 마늘과 생강이라는 점이다. 김치를 담글 때 마늘과 생강을 당연한 듯 넣지만, 왜 넣어야 하는지를 정확히 아는 사람이 많지는 않은 것 같다.

물론 김치에서 마늘이 필요한 이유는 어느 정도 알려져 있다. 봄배추같이 기운이 없는 배추는 마늘을 많이 넣어야 그 맛이 살고, 배추의 기운이 살아난다. 가을배추나 가을 고랭지 배추 같이 힘이 세고 기운이 좋은 배추에는 마늘을 적게 넣어야 한다.

그렇다면 생강은 왜 넣는 걸까. 그 이유를 따져보기 전에, 우리는 먼저 독(毒)에 대해서 얘기를 해볼 필요가 있다. 독에 대한 사전적 정의는 건강이나 생명에 해가 되는 성분이다. 음양학적으로는 음과 양 중에서 어느 한쪽으로 지나치게 치우치는 것을 말한다.

적당한 알칼리나 적당한 산은 먹을 수 있거나, 생명체에 치명적이지 않다. 그러나 산성과 알칼리성의 극성에 있는 물질들이 독인 것은 누구나 알 수 있는 사실이다. 그런 측면에서 독은 생명체에 위험한 요소다.

독이 있거나 인체에 유해한 음식이나 약재를, 몸에 맞게 가공하여 먹는 기술이 있다. 우리는 이를 조상으로부터 전수받았다. 한방 약재로 사용하는 방법을 법제라고 하고, 음식으로 평범하게 먹는 방법을 요리라고 한다.

생강은 오래전부터 요리의 재료라기보다는 독을 법제하는 도구로 사용되었다. 옛날에 나라에서 중죄인에게 목숨을 빼앗는 형벌로 사용했던 사약(賜藥)이 있다. 사약의 재료 중 가장 강한 독으로 쓰인 것이 천남성이다. 천남성은 꽃부터 뿌리까지 모두 독으로 꽉 차 있고, 특히 그 뿌리는 강한 독으로 뭉쳐져 있다.

천남성을 법제하여 인간의 몸에 좋은 약으로 만든 것이 우담남성이다. 다시 말해서 소 쓸개와 천남성을 합쳐서 약재로 만든 것인데, 중풍 후에 어혈을 풀 때 대단히 좋은 약이다. 그런데 우담남성을 만들 때, 천남성의 독성을 중화시키는 것이 바로 생강이다. 천남성을 생강 물에 적셔서 말리기를 여러 번 하면 위험한 독성이 사라지고 약으로 변한다.

인간이 먹어서 위험한 유황이라는 물질도 생강으로 법제하여 인간에게 유용한 약재로 사용한다.

그렇다면 요리에서는 어떨까. 생강을 가장 많이 쓰는 요리라면, 마늘과 함께 쓰는 김치일 것이다. 이때 생강의 역할은 바로 마늘의 독성을 중화시키는 것이다. 마늘에 함유

199

된 알리신이라는 물질은 인체에게 이로운 기능도 있지만, 그 매운맛과 독성으로 인하여 굉장히 위험한 작용을 할 수 있다. 때문에 생강으로 마늘의 독성을 중화시키기 위해서 김치에 생강을 넣는 것이다.

이와 비슷한 예로, 인도와 같이 더운 지방에서는 기온의 상승으로 인하여 음식이 부패하기가 쉽다. 그 때문에 음식의 부패를 방지하면서 음식을 보존하고 몸에 해가 되지 않도록 하기 위해 넣는 재료가 바로 강황이다. 강황은 생강과 같은 종류의 음식으로써, 그 지역의 음식의 독성을 방지하는 데 사용된다.

| 크릴의 활용성 |

인체에는 에멀전(Emulsion ; 물과 기름이 섞이게 하는 기능의 유화제)의 기능을 하는 성분이 필요하다. 유화제 기능을 하는 성분은 해바라기 씨앗을 비롯해 식물에 많이 들어 있다. 동물 중에는 레시틴이라는 성분이 대표적인데, 달걀의

노른자에 식용유를 혼합해 만드는 난황유에 레시틴이 풍부하다.

바닷속에 사는 어류에는 오메가3 등 좋은 지방이 함유돼 있다. 이는 어류가 크릴을 먹이로 삼기 때문일 것이다. 심해에 사는 어류는 크릴을 주식으로 한다. 특이한 것은 크릴만 먹고사는 고래 같은 것들은 암에 걸리지 않는다는 것이다.

크릴을 햇빛이 있는 곳에 놓아두면 광합성하여 이산화탄소를 흡수하고 산소를 배출한다. 크릴의 성분을 잘 연구하면 우리 몸에 유익하게 활용되는 방법을 지금보다 좀 더 찾을 수 있을 것이다. 단지 식용이 아닌 사람을 살리는 의로운 양식으로서 크릴이 되는 것이다.

| 바나나에 상화의 기운이 있다 |

바나나는 인류의 조상이 인류가 되기 위해서 먹었던 가장 중요한 음식이다. 가장 대표적인 음식이라고 할 수 있다. 우리나라가 아열대 지방의 바나나를 수입할 수 있다는 것은 굉장히 축복받고 좋은 일이다. 아열대 지방 사람들의 가장 중요한 영양 공급원은 바나나라고 볼 수 있다.

하지만 바나나라고 해서 무조건 다 좋은 것은 아니다. 바나나가 완숙되어, 즉 완전히 익었을 때 먹어야 도움이 된다. 바나나가 완숙되면 바나나 껍질 속의 육질이 끈적하게 변해버린다. 과학적으로는 펙틴(Pectin)이라고 하는 수용성 섬유소 성분이 상온에서 끈적끈적해지는 건데, 펙틴은 사과와 바나나 등 과일에 많이 함유돼 있다. 사과와 바나나는 둘 다 배변을 수월하게 하는 데 도움이 되는 걸로 유명하다. 배변을 원활하게 이뤄지게 하는 것이 섬유소이다.

끈적끈적한 물질의 상태는 오행으로서는 상화(相火)의 상태라고 하여 완전히 익어서 무언가 생명력이 잘 들어가게 하는 윤활유 같은 역할을 하는 것을 말한다. 이는 몸에 좋은 식물과 동물성이 다 함께 갖고 있는 특성이기도 하다. 굼벵이를 삶아보면 끈적끈적한 물질이 나올 것이고, 몸에 좋은 꼬리뼈나 족발을 삶아도 마찬가지일 것이다. 또한 산삼이나 몸에 좋은 약초들을 삶으면 마찬가지로 묵과 같이 끈적끈적한 겔의 상태가 되는데, 이것이 생명의 물질 인 상화이다. 바나나에는 이 상화의 물질이 많이 들어 있 는 것이다.

　아울러 바나나에는 유산균이 좋아하는 당이 충분히 들 어 있다. 유산균이 좋아하는 당이란 유산균이 먹어서 초산 발효를 할 수 있는 당을 말하는데, 유산균은 주로 포도당 을 먹어서 초산발효를 하지만, 바나나에 있는 당을 무척 좋아한다.

　성장기 아이들이 단 음식을 달라고 떼를 쓰는 경우가 있 는데, 이는 아이들 뱃속에 유산균이 많기 때문이다. 많은 수의 유산균을 먹여 살리기 위해서 단 것이 필요한 것이 다. 마찬가지로 바나나에 있는 당은 인체에 있는 많은 미 생물의 먹이가 된다. 바나나만을 먹어도 인간은 상당히 건 강해질 수 있다.

　현명한 원주민들은 익지 않은 바나나를 어떻게든 익혀 서 먹거나 아니면 삶아서 먹는다. 삶아서 먹어도 바나나의 끈적끈적한 상화물질은 살아 있다. 날것 상태로 익혔을 때보다 낫다고 보장할 수는 없다. 그래도 두 경우 모두 익지 않은 바나나를 먹는 것보다는 훨씬 더 좋은 영양소를 섭취한다고 볼 수 있다.

바나나는 인류를 태어나게 한 과일이자, 인류를 살리기도 할 과일이다.

| 제철에 잘 익은 과일을 먹자 |

예전에는 좋은 과일이나 꿀을 구할 수가 없었다. 꿀은 너무 비싸고, 과일은 대부분 신맛이 나고 익지 않아서 도움이 되지 않았다. 요즘에는 많은 과일이 수입되어 들어온다. 특히 아열대 지방에서 과당이 많이 함유된 좋은 과일들이 수입되어 온다. 우리에게 굉장히 다행이라고 할 수 있다. 애초에 인간들이 먹던 과일들은 아열대 지방의 열대 과일이다. 그러기 때문에 유전적으로 인간의 유전자가 가장 좋아하는 영양소와 당은 열대과일이 갖고 있다고 할 수 있다.

하지만 열대과일도 어떻게 먹느냐에 따라서 더 많이 사람에게 유용할 수 있다. 과일은 먹는 방법에 따라서 굉장히 다른 결과를 낸다. 당뇨병 등 질병을 고치기 위하여 과일을 섭취하는 방법이 아주 중요하다. 과일을 섭취할 때는 완전히 익어서 땅에 떨어질 정도, 다시 말해서 땅에 떨어지기 직전이나, 땅에 떨어진 후의 과일을 먹어야 한다.

과수원에서 가만히 보면 까치가 와서 따먹는 과일은 완전히 익어서 그 맛이 절정에 이른 것이다. 맛이 절정에 이른 과일을 따서 먹어야 약이 되고 몸에 이롭다는 뜻이다.

지구상의 생명체 중 인간만이 욕심에 의해서 익지 않은 과일을 미리 따서 저장하고, 그것을 유통하고, 장사하기 위해서 과일을 생산한다. 사람들은 이런 방식에 익숙해져서 익지 않은 과일들을 주로 먹게 된다.

과일은 식물과 마찬가지로 독성을 내포하고 있다. 우리가 흔히 말하는 청산가리는 청산배당체라고 얘기하는 것인데, 여러 가지 종류의 과일들에 함유돼 있다. 매실이 대표적이고 사과나 체리 씨앗에도 들어 있다. 매실은 청산배당체가 너무 많아서 익지 않은 채로는 절대 먹지 못하는 과일이기도 하다. 이처럼 모든 과일들은 독성을 갖고 있다. 단지 과실이 완숙되어 익었을 때는 그 독성이 사라진다고 볼 수 있다.

열대지방에 사는 사람들은 과일이 완숙되지 않은 채로 먹기를 꺼린다. 완숙되지 않은 과일은 끓여 먹거나 삶아서 먹는다. 특히 바나나가 그러하다.

| 차가운 음식과 소화불량 |

차가운 것을 계속해서 먹어 배가 차가워지는 것은 소화불량의 지름길이 된다. 대표적으로 노인들이 자꾸 다리가 쑤신다고 호소하는 이유가 소화기능이 부족하기 때문이다.

다 같은 노인이라도 자기가 직접 밥을 해먹으면 덜 하지만, 다른 사람이 해주는 밥을 먹는 사람은 다리가 더 많이 쑤시게 되는데, 그건 자신의 소화 기능 상태에 따라 맞춰서 밥을 만들어 먹은 게 아니기 때문이다.

그렇게 생각해보면 할머니보다 할아버지들이 더 다리

가 쑤시고, 스님이라면 작은 암자보다 큰 절의 큰 스님 다리가 더 쑤실 것이다. 성철 스님도 평생 솜바지를 입었다고 하지 않는가.

소화불량이 있으면 맥아(엿기름), 누룩, 해표초(오징어뼈)를 가루 내어 꿀과 섞어 환을 빚어 수시로 먹는다.

| 커피와 보리차 |

차가운 음식의 대표는 아이스크림류겠지만, 차지 않으면서도 찬 음식의 대표는 녹차이다. 반대로 차갑게 마셔도 차지 않은 음식은 누룽지와 보리차이다. 태워서 만든 음식이 따뜻하다는 말이다.

탄 음식은 소미립자 형태로 분해되었기 때문에, 위장의 소화액으로 굳이 분해를 시킬 필요가 없다. 작아서 잘 스며든다는 뜻이다. 잘 스며드는 것이 중요한 이유는 위장이나 소장, 대장 같은 내벽에서 주로 영양분이 흡수되는데, 인체에 제대로 흡수되지도 않고 배설도 안 되는 음식 찌꺼기들은 경우에 따라서 몸에 유해하기 때문이다. 예를 들어 질이 좋지 않은 고기나 화학물질이 특히 그렇다.

물론 모든 탄 것들이 다 몸에 좋은 건 아니겠지만, 탄 것 가운데도 이로운 것들도 있다는 얘기다. 예를 들어, 어떤 식물의 탄 것은 인체 내에서 거품 나는 비누와 같은 역할을 한다. 예전에 비누가 흔하지 않았을 때는 우리도 탄 재로 만든 양잿물로 설거지를 했는데, 태워서 먹는 것은 몸 안에서 그와 같은 역할을 한다는 말이다.

탄 음식으로 우리가 가장 잘 알고 흔히 보는 것이 보리와 커피다. 보리와 커피는 그냥 먹을 수 없고, 꼭 태워야 먹을 수 있다.

커피를 더 태우느냐, 덜 태우느냐를 표현하는 강배전, 중배전, 약배전이란 단계가 있다. 사람의 체질과 당시 몸의 상황에 따라 달리 먹어야 한다. 사람의 몸에 영향을 주는 요소는 꼭 영양분뿐 아니라 향이나 색, 소리 등도 해당된다.

보리와 쌀을 섞어 만든 누룽지는 소화불량 해소에 크게 도움이 된다.

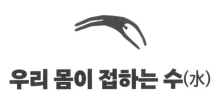

우리 몸이 접하는 수(水)

| 물의 신비 |

전통적으로 차가운 물은 몸이 찬 사람한테는 맞지 않다는 것이 정설이고, 한국 사람들 중에는 아직도 차가운 물이 몸에 해롭다고 생각하는 사람들이 많다. 하지만 육류를 많이 섭취하는 현대인들, 육류를 섭취해서 몸이 따뜻해진 현대인들은 찬물이 약이 되기도 한다.

물은 물에 함유된 미네랄에 의해서 알칼리와 산성으로 분리되는데, 알칼리수라는 것은 마그네슘계의 미네랄이 많이 함유되어 있다는 것이고, 산성이라는 것은 구리계의 미네랄이 많이 함유되었다는 것이다.

음용수로 좋은 것은 평균적으로 pH가 중성이거나 약산성, 약알칼리성 물인데, 요즘에 와서는 약알칼리수를 선호하는 경향이 있다. 대부분의 현대인들이 산성 체질로 변해서 알칼리수를 먹으면 몸에 좋다고 생각하여 전해환원수, 알칼리환원수 등 여러 가지 이름의 알칼리수들이 팔리고 있다. 실제로 몸에 좋은 샘물을 찾아서 pH를 측정해보면 약알칼리인 경우가 많다.

그렇다고 해서 모든 사람들에게 약알칼리수가 좋다고 생각하면 오산이다. 약알칼리수는 나름대로 중성이 아니므로 알칼리성 체질인 사람들한테 치명적일 수도 있다.

더불어 물이 좋은 알칼리수가 되기 위해서는 적당한 여러 가지 지층과 암반층을 거쳐서 자연스럽게 미네랄이 섞여야 하는데, 강제적으로 미네랄을 섞거나 전기분해하여 알칼리수로 만든다고 하여서 그것이 꼭 몸에 이롭고 좋다고 보장할 수 없다.

예를 들어 강알칼리 pH 12 정도의 양잿물이 있다고 하면, 이는 우리 피부가 녹을 정도의 강한 독성을 가진 물질이다. 그러나 패조개류의 껍질을 태워서 그 재를 가지고 pH를 측정해본다면 똑같은 pH 12 정도의 강알칼리가 나오는데, 그것은 피부에 닿거나 사용해도 전혀 문제가 없을 수 있다. 즉, 같은 알칼리라도 어떤 조건의 원료를 가지고 만들었는지에 따라서 그 쓰임새는 분명하게 달라져야 한다.

물은 이러한 기준 외에도 상당히 신비로운 여러 가지 특성을 갖고 있다. 세간에 알려진 어떤 샘물들에는 치료 효과가 발견된다. 나 역시 아들 문제로 물의 신비한 능력을 체험한 적이 있다. 당시 초등학교 6학년이었던 아들이 온몸에 티눈이 났는데, 특히 수십 개의 티눈이 코 주변으로 몰려서 얼굴을 흉하게 만들었다. 피부과에서 레이저 치료를 했지만 그 순간뿐이었고, 떼어내면 다시 튀어나오고 더 많은 숫자의 티눈들이 얼굴에 나타나기 시작했다.

그때 마침 집에 머물고 있던 한 스님으로부터 어떤 우물을 안내받고 한걸음에 득달같이 달려가 우물물을 길어다가 아들의 얼굴에 발라준 적이 있다. 이후 아들의 얼굴에 있는 티눈이 점차 사라지는 경험을 했다. 과학적으로 이해할 수는 없지만, 실제로 내가 겪었던 일이다.

물은 그렇게 신비한, 우리가 생각지 못한 효능을 나타내기도 한다. 물 안에 어떠한 기운이 녹아있어서 나타나는 결과라고 생각한다. 다시 말해서 H_2O라고 해서 모두 같은 물은 아니라는 것이고, 또한 어떤 특정한 원소가 얼마만큼 섞여 있다고 해서 똑같은 물이 아니라는 것이다.

| 물의 성질 |

물은 동양학으로 보면 오행(목화토금수) 중 제일 마지막에 있는 수(水)에 해당한다. 수가 상징하는 색깔은 검정이고, 수가 상징하는 기운은 반대하고 저항하고 검정 색깔처럼 감추는 것이다.

이걸 조금 더 심도 있게 얘기한다면 참고 인내하고 부드럽게 만드는 것까지 포함할 수 있다. 수로 표현되는 장부는 신장과 방광이다. 신장과 방광이 소변을 거르고 물을 내보내고 하는 기능을 갖고 있으므로 수의 장부라고 할 수 있겠지만, 실제로 사람에게 나타나는 현상을 보면 신방광과 수와 상당히 밀접하게 연결되어 있다고 볼 수 있다.

예를 들어, 7세 무렵의 아이들은 치아가 새로 나고 머리카락이 굵어지고 뼈가 자라면서 신장과 방광의 기운을 많이 소모한다. 그래서 신장·방광의 기운이 부족하게 되고, 계속 반대하고 반항하는 모습을 보인다. 우리는 이런 모습을 보고 미운 일곱 살이라고 한다. 또한 14세 이상 청소년은 반항을 넘어서 뭔가 탈선을 하려고 하고 이성에 대한 호기심을 갖기도 하며 뭔가 자기에게 맞춰진 틀에서 벗어나 보려고 한다. 부모에게 반항하고 학교에서 탈선하고 사회적으로 일탈하려는 모습도 보인다. 이는 성징기에 신장·방광의 기운이 많이 사용되어 부족하기 때문에 나타나는 현상이다.

이처럼 신장·방광의 기운은 수와 밀접한 연관이 있다. 수로 상징되는 물은 신장·방광의 기운과 유사한 현상을 갖고 있다. 물은 생명체가 살아가는 데 필수 조건이면서,

지구를 유지하는 데 가장 중요한 조건이다.

빙하를 생각해보자. 북극과 남극에 있는 빙하는 지구의 수온과 온도를 조절하는 기능을 한다. 지금은 빙하가 많이 녹아서 지구가 온난화된다고 사람들이 걱정하고 있다. 하지만 빙하는 우리 눈에 보이는 겉모습이 다가 아니다.

빙산은 눈에 보이는 부분보다 바닷속에 잠겨 눈에 안 보이는 부분이 훨씬 더 많다. 이것은 물이 가진 비밀이기도 하다. 지구상의 모든 물질은 액체 상태보다 고체 상태일 때 그 부피가 줄어든다. 다시 말해서 어떤 고체를 녹여서 액체로 만들었을 때 그 부피는 늘어나게 된다는 말이다. 하지만 다른 물질들과 반대로 얼음만은 고체 상태가 액체 상태에 비해서 부피가 더 크다. 곧 얼음이 물보다는 그 부피가 크다는 것이다. 이것이 지구를 살리는 비밀이기도 하다.

빙산이 윗부분보다 아랫부분이 훨씬 더 크기 때문에 이로 인해 지구 해수의 온도를 조정하여 주고 있다고 생각하면 된다.

또 물은 표면장력이라는 것을 가지고 있다. 표면장력이란 액체 표면이 스스로 수축해 면적을 최소화하려는 힘의 성질을 말한다. 만약에 물이 표면장력을 갖고 있지 않다면 지구에 있는 모든 대륙, 육지들은 쓰나미 해일에 의해서 범람하게 되고 지구는 멸망하게 될 것이다.

지구에 존재하는 물은 공기와의 절묘한 균형을 유지하며 해일이 지층에 범람하지 않게 된다는 것이다. 그것이 다른 액체들과 달리 물이 가진 특성이기도 하다.

물은 모세관현상을 가지고 있다. 모세관현상 덕분에 인체가 뭔가에 찔렸을 때 곧바로 위험해지지 않고, 지구는 지하수원으로부터 물이 올라와 지표로 흐르게 되는 것이다.

| 탄산수 |

요즘은 탄산수가 유행이다. 인터넷을 보면 탄산수가 왜 몸에 좋은지 또는 그다지 효과가 없다든지 하는 이야기들이 종종 나오고 있다.

탄산은 이산화탄소의 수용액이다. 우리가 좋아하는 탄산음료는 이산화탄소를 넣어 만든 것이다. 장내 미생물이 발효되며 가스를 만든다. 미생물이 발효과정에서 산소를 흡수하고 탄산가스를 만드는 것이다. 탄산 자체가 우리 몸에서 만들어지는 성분이므로 체내 미생물에게 낯설지 않을 것이다. 그러나 우리 몸에 해로운 유해균들은 암모니아와 질소 같은 가스를 생성하므로 유익균이 생성하는 이산화탄소와는 다르다.

체내에서 미생물의 활동으로 가스가 생성되는 건 자연스러운 현상이다. 그러나 과도해지면 속이 불편해진다. 탄산이 들어 있는 발포제나 소화제를 선호하는 사람이 있지만, 거북해하는 사람들도 있다.

| 담적과 알코올 |

화생토(火生土)를 많이 하는 것도 병이 되는데, 여기서 화란 붉은 불을 말하고, 지나치면 타서 재가 되며, 궁극엔 쓴맛으로 변하는 것이다. 자연에서 타버린다는 말은 태양의 정수를 가장 많이 받는다는 것과 같고, 작은 입자들로 쪼개진다는 것과도 같으며, 미생물이 관여하는 것도 비슷하다.

화생토의 의미는 불이 흙을 살린다는 의미이다. 우리가 쓴 음식을 먹으면, 쓴맛의 화가 화생토하니, 토인 비·위의 기운이 왕성해지게 된다. 쓴맛은 식욕을 증가시키고, 약으로써 작용하는 것이다. 항생제를 포함해서 우리가 알고 있는 약은 거의 다 쓴맛이다.

쓴맛의 음식들은 그 입자가 작아서 위벽의 틈새로도 스며든다. 그래서 위장의 벽 밖으로 나가면 담적을 만들게 되는데, 그 담적을 없앨 수 있는 유일한 방법이 바로 알코올이다. 그 말은 술을 마시지 않는 여성들이 더 많은 담적을 가졌다는 뜻이기도 하다. 담적을 없애려면 따뜻하게 데운 술이 좋기 때문이다. 물론 많이 마시라는 의미는 절대 아니다.

화생토를 적당히 하면 풍채가 생기고, 살집도 올라 아름답게 변한다. 또한 동물도 알코올 찌꺼기 같은 걸 사료에 섞어 먹이면 성장이 빨라지기도 한다. 그렇지만 지나치면 비만이 될 수 있다.

잠들기 전에 정종 1컵을 중탕하여 먹으면 담적을 없애고 소화능력을 보하는 데 도움이 된다.

|식초|

식초를 먹고 몸이 좋아졌다고 하는 사람들이 많다. 왜 식초를 먹으면 좋아질까. 많은 연구 결과로 식초의 효능이 증명되었는데, 그중에서 단연 으뜸은 식초가 몸 밖에선 산이지만 일단 먹고 나면 알칼리로 변한다는 데 있다고 한다. 알칼리로 변해서 산성화된 몸을 바꿔준다는 것이다. 특히 고기 등 산성화된 식품을 많이 먹는 현대인들의 산성화된 체질을 알칼리로 바꿔주기 때문에 건강해졌다고 말하는 것이다.

얼핏 맞는 말이기도 하다. 중요한 것은 식초의 특성이

우리 몸에 있는 유익균들의 특성과 같기 때문이다. 우리 몸은 유사한 것에 반응하는 특성이 있다. 유산균 등 유익균이 왕성히 활동하고 난 산물은 대부분 약간 신맛이고, 특성은 알칼리를 띠고 있다.

　우리 몸은 체내에 존재하는 유익한 균들에 의해 건강 상태가 달라질 수 있다. 만약에 나쁜 균들이 많다면 병든 것이고, 유익한 균들이 많다면 좋은 몸이다. 그런 측면에서 유익균들이 활동하고 있는 특성의 산물을 몸 안에 집어넣어주면 몸이 바로 반응하므로 건강이 좋아지는 것이다.

　그런데 식초가 몸에 들어가서 좋은 활동을 하지 못하고, 오히려 유익한 균들을 감소시키고, 유해한 균들을 증가시킨다면 커다란 모순이다. 건강을 위해서는 좋은 식초를 적당량 사용하는 것이 좋으며, 화학적 방식으로 만든 식초는 이롭지 않다.

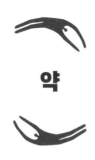

약

| 인연이 되는 약재 |

질병을 완치했다는 사람들의 공통점은 자신과 잘 맞는 약을 만났다는 것이다. 어떤 이는 와송을 먹고 위암을 극복하고, 어떤 이는 생강을 먹고 갑상선암을 이겼다고 한다. 오디, 조릿대, 등을 먹어서 병이 나았다는 사람도 있다. 좋은 결과를 얻은 이유는 이 사람들의 본능이 살아있었기 때문이다. 스스로에게 가장 필요한 것이 무엇인지 제때 알아내는 본능 말이다.

그런 좋은 약재를 못 만난 환자는 스스로 조급해지고, 주변환경 역시 그가 조급해지도록 부추긴다. 그렇지만 그럴수록 기다려야 한다. 자연에서 얻는 어떤 것도 시간이 필요하다. 자연에서 오는 것은 즉각적인 효과를 나타내는 약물이 아니기 때문이다. 마음을 가라앉히고 충분히 안정된 상태라야 효능도 느껴진다. 마음이 조급하고 쫓기듯이 살아가는 사람은 음식이거나, 약초이거나, 그 어떠한 약재라도 그 안에 좋고 자신에게 맞는 특성들을 느끼기가 어렵다.

어떤 약재를 먹고 질병에서 놓여난 사람들은 당시에 어떠한 느낌을 느꼈다. 물론 그런 느낌을 객관화할 순 없겠지만. 그러니 스스로 맥을 보거나 약물로 자신의 몸이 어떻게 변화하고 나아지는지, 점점 더 균형 잡혀가는지를 살피고 알아봐야 한다.

| 올바른 처방 |

『동의보감』에 따르면 어떻더라는 식의 방대한 처방전 지식을 가졌다 해도, 그렇게 활용할 줄 안다고 해서 꼭 병을 고칠 수 있는 건 아니다. 때로 위험천만할 수 있다. 양약도 마찬가지다. 단순히 증상만 가지고 처방한다면 역시 병을 고친다는 보장이 없다.

그 사람이 앓고 있는 병의 원인을 추적해 가면서 제때 제대로 대응하는 처방이 옳은 것이다.

| 발효기간과 약효 |

산야초 등을 발효시키려면 미생물이 자연스럽게 접종되거나, 일부러 미생물을 접종시켜야 한다. 발효 기간은 그 식물이 생존주기만큼이면 되는데, 만약 계절 식물이면 3~4개월, 1년생이면 1년 정도 발효시키는 것이다.

보통의 식물이 해마다 한 번 재배된다고 보면, 한 가지 식물을 4~5년씩 발효시키는 건 별 의미가 없다. 그렇지만 시중에선 오래 묵힐수록 효과가 좋다며 비싸게 판다.

이런 까닭으로, 일본인들은 효소를 만들 때 다른 재료들을 해마다 하나씩 더해가는 방법을 쓴다. 그럼 해마다 각기 다른 특성이 하나씩 느는 것이다. 첨가 재료들도 어느 해는 곡물, 또 어느 해는 유산균 같은 유익균, 이런 식으로 바꿔 간다. 이렇게 해마다 다른 재료들을 더해간다면 오래 묵혀야 할 것이다.

물론 우리나라에서도 4, 5년, 아니 10년 가까이 된 것들은 해마다 새로운 재료를 더해 발효시킨 것이다. 이건 옛 간장 위에 새 간장을 담아 더하는 방식과도 같다. 그럼 오래 묵힐수록 장맛 이상의 약효가 발효되는 것이다.

| 프리바이오틱스의 중요성 |

글로벌 시대에 아직도 신토불이를 외치는 사람들이 많이 있다. 그들 나름대로 무언가 느끼고 알았기 때문에 신토불이를 외치는 거다. 신토불이가 지나치면 자칫 국수주의자가 될 정도로 우리나라 또는 자기 고향을 지나치게 사랑하는 사람들이 많은 것도 사실이다.

아직도 항간에는 선사시대의 문헌들을 가지고 이야기하는 이들이 있고, 우리 조상의 뛰어남과 몇몇 예언가들을 이야기하는 책과 사람들이 있다.

신토불이를 말하자면 먼저 '프리바이오틱스' 개념을 이해해야 한다. 프리바이오틱스는 대부분의 사람들에게 낯설 것이다. 그러나 '프로바이오틱스'는 대부분 알아듣는다. 프로바이오틱스는 적당한 양으로 먹었을 때 우리 몸에 유익한 작용을 하는, 살아있는 균을 말한다. 프로바이오틱스는 우리가 섭취했을 때 강력한 위산에서도 살아남아 장에 도달해서 정착한 다음 장 건강을 좋게 하고 면역력 강화, 콜레스테롤 수치 감소 등 여러 가지 순기능을 한다.

이러한 좋은 역할 때문에 우리나라를 비롯한 전 세계에 수많은 유산균 제품이 개발돼 팔리고 있다. 그러나 프리바이오틱스에 대해서는 정확하게 알지 못하는 사람들이 있다.

프리바이오틱스는 프로바이오틱스의 먹이이다. 장을 비롯해 우리 몸에 좋은 기능을 하는 유익균의 먹이가 되므로 필요한 성분이다. 프리바이오틱스는 마늘, 양파, 바나나, 통곡물 등의 식물에 들어 있지만, 사람의 모유에도 들어 있다.

미국이나 유럽 사람들은 신생아 무렵부터 모유를 잘 먹이지 않는 습관이 있다. 그리고 모유의 대체음식으로써 우유나 양유 같은 것을 먹여서 키우는 것이 하나의 관습처럼 되었다. 우유나 양유에는 프리바이오틱스 성분이 거의 없다. 그러나 우유나 양유를 먹고 자란 아이들의 장내에는 우유에 연관된 유산균 등이 존재해서 언제든지 우유 등의 유제품이나 유산균을 먹으면 장내 미생물이 활성화될 수 있다.

반면에 우리나라에서는 우유보다는 모유를 먹이기를 선호했다. 그래서 우리의 장내 미생물들은 모유를 먹으면서 형성된 것이다. 장내 미생물은 시간이 지나면서 세력이 약화되고 그 때문에 장 기능이 나빠지는데, 사람들은 이를 회복시키고자 프로바이오틱스 제품을 많이 복용한다. 그것만으로는 장내 유익한 미생물을 활성화시키지 못한다.

우리나라 사람들의 장내 미생물을 활성화시키려면 아기 때 어머니로부터 섭취한 모유의 성분 중 하나인 프리바이오틱스가 필요하다. 이것이 우리 장내 유익한 균들의 식량이면서 몸에도 약이 된다. 유산균을 먹더라도 프리바이오틱스와 함께 먹어야 한다.

그런 면에서 김치는 프로바이오틱스와 프리바이오틱스를 함께 가지고 있어서 우리 장에 참으로 유익한 식품이다.

어머니로부터 받은 음식, 즉 모유를 먹이는 것이 신토불이다.

| 한약과 채식 |

예컨대 프랑스 사람들은 폐·대장이 큰 금(金)의 체질이라 간이 약하다. 그래서 자연에서 채취한 여러 식물을 잘 소화할 수 없다. 반면 한국인은 간이 크다. 그래서 목(木)형 인간이라 하고, 간이 튼튼하니 야생 식물을 음식으로 상용할 수 있었다.

그 습관이 식물을 약으로 쓰는 전통으로 나아가게 했다. 지금도 한약은 중국보다 우리나라가 더 발달되어 있다. 중국에서 전해 받은 게 아니라는 말이다. 물론 지정학적 교류는 했을 테지만. 중국, 일본, 한국 사람은 서양인에 비해 다소 간이 큰 편이라고 한다.

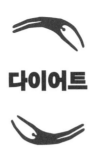

다이어트

| 비만과 긴장도 |

병이 들지 않는 한 뚱뚱하다는 것은 맥상이 넓어 핏줄기가 굵게 형성되었다는 걸 뜻한다. 특히 손목에 있는 요골동맥의 넓이가 돋보일 정도로 굵고 힘차게 형성되어 있는 것을 말한다. 기가 세서 그 기를 맞춰주느라 혈이, 즉 몸이 채워져서 뚱뚱해지는 것이다.

만약 남자가 뚱뚱하다면 여자의 자세를 갖춰야 한다. 무엇보다 앉을 때 허리를 세우고 다리를 오므리고 앉아야 한다. 여자들, 특히 젊은 여자들이 남자보다 뚱뚱하지 않은 이유는 대부분 그들의 자세가 바르기 때문이다. 다리를 오므려 앉고 허리를 세우기 때문에 배에 힘이 들어가서 몸이 뚱뚱해지지 않는 것이다.

그런 측면에서 뚱뚱한 여자들 중에 바르게 앉기를 포기하는 경우가 있다. 마찬가지로 마른 여자가 살이 붙고 싶다면, 다리를 벌리고 편하게 앉기 시작하면 된다. 편하면 뚱뚱해지는 것이고, 긴장하면 마르게 된다.

다리를 잘 오므리고 허리에 긴장감을 주는 것만으로도 살이 빠질 수 있다. 뚱뚱한 성인들은 옆구리에서 복부쪽으로 내려가는 다섯 개의 힘줄이 느슨해져 있는데, 그 부분을 꼬집어 긴장시키는 것이 좋다.

| 찬물로 샤워하기 |

평소 찬물로 샤워하고 몸 깊은 곳으로부터 열감이 생기

게 피부 자극을 수시로 해주면 살이 빠진다. 이것도 지나치면 다시 찔 수도 있지만.

수십 년 전까지는 몰라도 요즘 사람들은 항상 따뜻하면서도 밀폐된 공간에서 생활하여 살찌기가 쉽다. 그래서 춥게 만들어야 살을 뺄 수 있다. 바깥 활동을 자주 하여 찬 바람을 쐬고 햇볕도 쬐어야 한다.

반면 시베리아 같은 북쪽 지방 사람들은 너무 추워서 그 추위를 이기려고 몸이 비축한 지방이 있어서, 사우나 같이 몸에 열을 가해야 살이 빠진다.

비만이라는 것은 기가 모자라고 스트레스가 많다는 것이며, 스트레스 해소 차원에서 음식을 먹는 경우가 많다. 물론 많이 먹지 않는데 살이 찐다는 사람도 있는데 그 경우는 기가 많이 부족한 상태이니 기를 올려주는 음식을 먹으면 도움이 된다. 생기 있는 햇곡식이나 높은 기로 표현되는 육식(고기)을 먹으면 좋다. 기가 빠져버린 인스턴트 음식들을 자주 먹는 것이 비만의 원인 중 하나이다.

| 김밥 말아먹기 |

김밥을 먹어라. 두 줄이든 세 줄이든 김밥으로 식사를
하면 좋다. 언젠가는 한 끼에 한 줄로 줄게 된다. 김 한 장
에 자기가 원하는 재료를 매끼 싸 먹으면 된다. 이렇게 먹
으면 과하게 먹을 염려가 없으면서 필요한 영양소도 챙길
수 있어 좋다.

| 살을 빼려면 먹을 생각을 해야 한다 |

남자, 여자 모두 살이 쪘다는 건 양기가 과잉되어서 혈
이 채워졌다는 얘기다. 다시 말해서 어느 정도 남성화되어
있다는 것이다.

살이 쪄있다면 남자나 여자나 살을 빼기 위해서 먹을 준
비를 해야 한다. 오늘은 먹지 않겠다, 굶겠다는 생각을 할
때부터 내 몸은 살을 부둥켜안고 내놓지 않는다. 내가 밥
을 안 먹겠다는 생각을 하는 순간부터 내 몸은 결코 마를

수가 없다.

그러므로 살을 빼려면 하루 종일 먹을 생각을 해야 한다. 하지만 우악스럽게 허겁지겁 먹으라는 말이 아니다. 먹고 싶은 것을 예쁘게, 건강하게 요리하고, 예쁘게 플레이팅하고 쾌적한 곳에서 아름다운 음악을 들으며 오랫동안 음미하며 먹어야 한다.

이것저것 먹을 생각을 하는 동안에 내 몸은 살을 내놓고 음식을 받아들일 준비를 한다. 단지 먹을 때는 격식 있게 차려 먹고 정량만을 먹어야 한다. 자기가 정한 정량의 기준을 지켜야 한다는 것이다.

반대로 살이 찌기 위해서 자꾸 먹을 생각을 하는 사람이 있다면 그는 계속 마를 것이다. 몸의 주인이 음식을 먹을 생각을 하는 순간부터, 몸은 살을 내놓고 음식을 받아들일 준비를 하고 있기 때문이다. 생각은 항상 몸을 리드한다.

| 녹차를 마시고 걷기 |

남성들이 가지고 있는 양기는 흔히 테스토스테론이라고 말하는데, 좀 뜨거운 것이다. 그래서 양기가 많은 남자는 몸이 더운 것이고, 몸이 더 활발한 것이다. 그 양기가 머리 쪽으로 몰리면 머리카락이 빠지기도 한다.

여자들은 자신의 몸이 뜨거우면 그걸 해결할 수 없기 때문에 가급적 양기를 줄이고 산다. 여성들의 몸속에 있는 에스트로겐은 조금 얌전하고 덜 뜨거운 호르몬이다. 그래서 여자들은 몸은 따끈따끈해도 손발은 차고 냉할 수 있다. 여자들의 손발이 차고 냉한 것은 정상이다.

여자들이 만일 손발이 뜨거워서 열기가 많다면 그것은 에스트로겐이 부족하다는 의미이다. 열대의 사막에서 히잡을 둘러쓰고 사는 아랍의 여성들은 익으면 빨갛게 터지는 석류를 입에 물고 더위를 견뎌낸다. 온대 지역에는 오이와 풋고추, 여주 등과 같이 더위를 식혀주는 식물이 꽤 있다.

아랍에서는 석류 이외에 무엇으로 더위를 식히는지는

잘 모르겠다. 더위를 식힐 방법으로 하루에 수차례 기도를 하는지도 모르겠다. 몸을 안 움직이고 기도를 한다면 그만큼 더위를 견뎌낼 수 있을 것이다.

우리나라 여름에 나는 과일 중에 대표적인 것은 석류이다. 열대지방에서 나는 모든 과일은 대체로 과즙으로 인해서 몸을 식혀주는 기능을 한다. 우리나라에서 가장 더울 때 나는 석류 역시 몸의 열을 식혀주는 역할을 한다.

스님들은 녹차를 마신다. 녹차는 몸을 차갑게 하는 성분이 있다. 몸이 차가워지면, 성욕이 덜 끓기 때문에 먹는 것일 수도 있다.

하여튼 다이어트를 하기 위해서는 몸의 열감을 식혀야 한다. 그리고 부지런히 칼로리를 소모해야 한다. 그러기 위해서는 남성적인 운동보다는 걷는 것이 가장 좋다.

녹차를 마시고 걸으면 살을 빼는 데 도움이 될 수 있다.

| 옆구리 살을 쥐고 꼬집었을 때 |

건강한 사람은 건강하지 않은 사람에 비해 통증이 적게 느껴진다. 노폐물이 많이 쌓일수록 피부를 꼬집을 때 통증을 느끼게 된다.

옆구리를 꼬집어도 아프지 않다면 비만도가 정상이다.

| 어린이 비만 |

독일이나 프랑스 모두 어린이 비만도가 낮은 편이다. 비만도를 낮추기 위해 여러 가지 정책을 도입한 효과이지만, 부모가 아이들의 기를 엄격하게 제한하기 때문이라는 생각도 든다. 어린이 비만은 부모가 아이들의 기를 키워주기 때문에 생긴다.

어린이 비만일 때는 기를 잡아주는 훈육을 해줘야 한다. 약한 잔소리는 역효과다.

| 적당한 살집과 중년여성 |

여성들이 적당히 살이 찌면 체온이 올라가 좋다. 손발도 따뜻해지고 기운도 좋아진다. 가장 좋은 것은 감기에 잘 걸리지 않는 체질로 변한다는 것이다. 아름다움의 기준으로 보면, 넉넉하게 살집이 있는 여자들이 더 아름다운 것이다. 그래서 중년이 더 아름답다고 말하는지도 모르겠다.

| 꿀과 비만 |

꿀은 모든 영양소의 보고이다. 사람은 사실 꿀만 먹고도 살 수 있다. 성경에는 젖과 꿀이 흐르는 낙원이라는 표현이 있는데, 어떻게 보면 인간 생명의 모든 것을 지켜 줄 수 있는 음식이라는 생각이 든다.

꿀은 다양한 영양소가 포함돼 있다. 그러나 어떤 이들은 꿀의 특징 때문에 꿀을 먹지 못한다. 꿀은 유익한 성분이 많지만 소량의 독성 물질과 알레르기 유발 인자가 있어 주의해야 한다.

여하튼 꿀은 이러한 문제를 감안한다고 해도 좋은 음식이다. 특히 사람마다 필요한 꿀은 자기 고향에서 만든 토종꿀이라고 볼 수 있다.

꿀은 어디서, 어떻게 만들어졌는가에 따라 건강에 미치는 영향이 다르다. 히말라야 석청이나 아마존의 목청같이 좋은 꿀은 티스푼으로 하나만 먹고도 하루를 버틸 수 있는데, 양봉 등 질이 떨어지는 꿀은 많은 양을 먹어도 배고픔을 견디게 해주지 못한다. 좋은 꿀과 나쁜 꿀의 차이는 그에너지의 차이라고 보면 될 것이다.

| 변비와 매운맛 |

인체에 근육이 과다하게 발달하면 변비가 생길 수 있다. 근육이 과하지는 않더라도 목기(木氣)인 간 혹은 담이 약해져서 해독기능이 떨어졌다면 변비가 생긴다. 또 여자들이나 아이들이 군것질 때문에 화학 성분을 많이 섭취하면 변비가 생기기도 한다.

그래서 비염이 있거나 항문의 괄약근이 약하거나, 묽은 변을 보는 사람들은 근육량을 늘이거나, 먹어서 근육을 긴장시킬 수 있는 음식인 현미 · 생선 · 매운 음식 · 파 · 마늘 · 생강 등을 먹어야 한다.

매운맛은 맛보다는 자극이면서 기운이기 때문에 입에 넣는 동시에 느낄 수 있다. 매운맛은 똑같은 것 같아도 그 효과는 다르다. 고춧가루는 아래로 맵고, 후춧가루 · 양파 · 겨자 · 고추냉이 등 대부분의 매운 것은 위로 맵다. 위로 매운 건 코끝으로 찡하고, 아래로 매운 건 항문이 따갑다. 즉, 아래로 빨리 내려가 대장과 항문을 자극하는 것도 있고, 휘발하여 콧속으로 치고 올라가는 와사비 같은 매운 양념이나, 겨자나 박하처럼 매우면서도 몸을 긴장시키는 것도 있다.

매운 것들 중에 가장 강한 건 달래다. 달래는 입에 매운 게 아니라, 기로서 맵다는 의미다. 이 달래와 같은 오신채이면서 다른 기능을 하는 것으로는 파가 있다. 양파를 까면 눈이 매운 것은 매운 것이 지나쳐 눈을 지배하는 간의 기운이 다친 것인데, 이때 간을 보호하는 파를 입에 물면

눈이 덜 매울 수 있다.

　오신채 중 또 하나인 부추는 신장을 덥게 한다. 그런 까닭에 야생부추를 한입 씹으면 신장의 기운이 지배하는 귀가 빨개지는 것이다. 이렇게 귀가 빨개지게 하는 다른 식자재로는 삼지구엽초와 야관문이 있다.

| 변비와 수분 섭취 |

　세상 사람들이 흔히 말하는 변비의 원인은 모두 맞는 말이다. 또 그들이 말하는 변비를 고치는 방법도 또한 맞는 말이다.

　여성에게 변비가 더 많은 것은 단전 부위에 자궁이 있기 때문이다. 여성은 자궁이 따뜻해야 하므로 항상 따뜻한 자궁 때문에 장이 건조해져서 변비에 시달리게 된다.

　그렇다면 여성들이 물만 많이 먹으면 변비가 해결될까. 건조하고 따뜻한 만큼 그것을 식혀주는 물을 많이 먹는 것은 답이다. 여성들이 물을 많이 먹지 못하는 것이 변비의 원인이 될 수 있다.

중요한 것은 여자들의 손발이 냉해도 결국 단전은 더 따뜻해진다는 것이다. 손발이 냉하다고 느끼는 순간부터, 자율신경은 단전과 자궁을 보호하기 위해 그곳에 온도를 유지하려고 하는 습성이 있기 때문이다. 그래서 수분을 많이 흡수할 수 있도록 전신을 따뜻하게 만드는 것도 변비의 예방법이다.

보이지 않는 곳을 보는, 화가

초판 1쇄 발행   2024년 10월 31일

저 자   한명호
발행처   도서출판 한오
발행인   한명호

출판등록   2024년 10월 14일(제 2024-000058호)

주소   서울특별시 양천구 오목로 218, 이화빌딩 1층 1호
전화   02-2690-7469
전자우편   hanobooks@naver.com

ⓒ한명호, 2024

ISBN   979-11-989710-0-5 03510

• 책값은 뒤표지에 있습니다.
• 이 책의 저작권은 저자에게 있습니다.
• 이 책의 내용의 전부 또는 일부를 사용하려면 반드시 저자와 출판사의 서면동의가 필요합니다.